NOTIONS

D'HYGIÈNE PRATIQUE

A L'USAGE

DE LA JEUNESSE CHRÉTIENNE

PAR LE Dr G. CANTEL.

CONFÉRENCES DU PENSIONNAT SAINT-JOSEPH.

> Toute voie qui mène à la santé ne saurait être dite ni aspre ni chère.
>
> (MONTAIGNE.)

POITIERS

HENRI OUDIN, IMPRIMEUR-LIBRAIRE,

RUE DE L'ÉPERON, 4

1870

NOTIONS

D'HYGIÈNE PRATIQUE.

OUVRAGE DU MÊME AUTEUR :

Hygiène de l'enfant, depuis le moment de sa conception jusqu'à l'époque du sevrage.

Guide indispensable aux mères.

Taillard-Jaunet, éditeur, à Guincourt, par Attigny (Ardennes)

NOTIONS

D'HYGIÈNE PRATIQUE

A L'USAGE

DE LA JEUNESSE CHRÉTIENNE

PAR LE Dr G. CANTEL.

CONFÉRENCES DU PENSIONNAT SAINT-JOSEPH.

> Toute voie qui mène à la santé ne saurait être dite ni aspre, ni chère.
> (MONTAIGNE.)

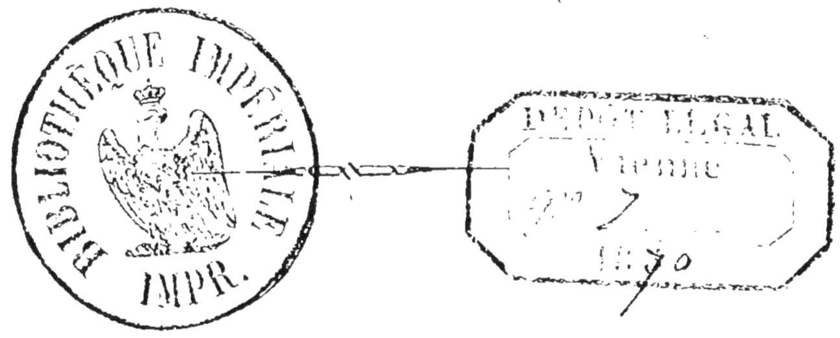

POITIERS

HENRI OUDIN, IMPRIMEUR-LIBRAIRE,

RUE DE L'ÉPERON, 4

1870

NOTIONS
D'HYGIÈNE PRATIQUE
A L'USAGE
DE LA JEUNESSE CHRÉTIENNE.

PREMIÈRE LEÇON.

1re PARTIE. — BUT DE L'HYGIÈNE PRATIQUE. — NÉCESSITÉ ET FACILITÉ DE LA VULGARISER. — INTÉRÊTS CONCORDANTS DE L'HYGIÈNE ET DE LA RELIGION.

2e PARTIE. — ALIMENTATION. — INTEMPÉRANCE. — VARIÉTÉS DES ALIMENTS. — LEUR DESCRIPTION SOUS LE RAPPORT DE LEURS QUALITÉS DIGESTIBLES ET NUTRITIVES.

MESSIEURS,

Le devoir du médecin vraiment digne de ce nom ne se borne point seulement à combiner tous les moyens de guérison dont la science dispose, pour en faire bénéficier les malades qui se confient à ses soins. Sa mission, beaucoup plus étendue, l'oblige encore à prévenir, à empêcher, autant qu'il est en son pouvoir, l'apparition des maladies nombreuses dont notre faible humanité est constamment la proie.

Comment approchera-t-il d'un résultat si désirable sous tant de rapports ?.... En usant d'un moyen unique, mais puissant, qu'il tient entre ses mains, et qui consiste à enseigner aux populations confiées à sa sollicitude l'art pratique de conserver leur santé, qui est le but de l'hygiène.

C'est là le motif qui m'amène aujourd'hui au milieu de vous. Ces leçons pratiques d'hygiène que je viens innover dans votre collége font défaut dans tous les établissements d'instruction publique. Les lycées, les séminaires, comme les écoles normales, en sont généralement privés jusqu'à présent. Espérons toutefois qu'il n'en sera bientôt plus ainsi. L'attrait de curiosité scientifique qui gagne tous les esprits commence à faire naître également le goût des questions hygiéniques, et on finira bien par comprendre que le système d'éducation qui embrasse les lettres, les sciences et les arts, ne doit point traiter en étrangère et négliger d'admettre dans son programme la science qui donne le plus de sécurité à la vie.

En attendant ce moment qu'on ne saurait trop souhaiter, des professeurs volontaires ont déjà organisé, dans certaines villes, des conférences libres (encore trop rares, il est vrai); mais l'accueil intelligent et sympathique des auditeurs qui se sont pressés autour de ces chaires, ne peut manquer d'exciter une noble émulation dans le corps médical. Il serait à désirer en effet que, dans un avenir plus ou moins lointain, il n'y eût pas en France un seul praticien qui n'eût à cœur de vulgariser les préceptes de l'hygiène, et alors tous les âges, tous les sexes, toutes les classes de citoyens pourraient s'instruire et mettre à profit des conseils qui tendent à améliorer la vigueur physique de l'homme et à le maintenir en santé. Car l'hygiène a cela de remarquable, qu'étant à la fois une science et un art, elle se met à la portée de tous les hommes, pour les instruire et les diriger dans la voie qui lui est particulière. Comme science, elle a sa langue technique, ses principes, ses méthodes : elle se lie étroitement à toutes les connaissances humaines ; elle entretient des rapports avec la physique, la chimie, les sciences morales et politiques ; elle emprunte même à la philosophie et à la religion leurs lumières pour éclairer et guider les hommes dans les cas difficiles : aux facultés de médecine est reservée l'obligation de remplir le cadre d'une pareille étude. Comme art, elle se borne à appliquer et à instruire de ses règles, de ses préceptes, et dans des termes familiers à la foule : lorsqu'elle se présente dans de telles conditions, la vulgariser est facile, et il est de toute nécessité de la propager le plus promptement possible dans les masses. Cet enseignement répond à un intérêt réel et pressant ; il faut affaiblir les causes de déchéance de l'humanité, et s'efforcer de faire disparaître l'empreinte de débilité dont la génération actuelle porte les traces.

D'où vient que l'homme ne jouit pas d'une santé aussi constante que les animaux, qu'il est malade plus souvent et plus longtemps, qu'il meurt à tout âge, au lieu que les espèces animales (à part quelques rares exceptions) semblent parcourir d'un pas égal et ferme la carrière de la vie ? Cette supériorité physique de la brute, dont les gens à courte vue accusent le Créateur (ne voyant pas, dans leur aveuglement, qu'eux seuls sont les artisans de la ruine et du dépérissement de leur corps), est cependant très-facile à expliquer pour qui sait réfléchir. La bête, dépourvue de raison et de liberté, suit, sans pouvoir s'en écarter, l'instinct de conservation que Dieu a placé en elle, et s'en trouve très-bien. L'homme, au contraire, doué de raison pour distinguer le bien du mal, ce qui lui est utile de ce qui lui est nuisible, mais doué également de liberté, pour avoir le droit de choisir entre ces deux termes directement opposés, se détourne souvent et se laisse entraîner par sa volonté hors des règles que le Créateur de toutes choses lui a imposées. C'est cette violation des lois de la nature qui lui attire toutes sortes de maux dont est exempte l'animalité, qui ne s'en écarte jamais : ainsi la désobéissance aux ordres de Dieu, par conséquent les vices, la sensualité, le péché en un mot, voilà les causes de dégradation physique de l'espèce humaine. Remarquez que, partant d'un point diamétralement opposé à la religion, puisque celle-ci s'occupe avant tout des intérêts de l'âme et de la vie future, tandis que l'hygiène traite des avantages du corps et de la vie présente, ces sciences, bien différentes par leur objet, n'en arrivent pas moins à la même conclusion pratique : la fuite du péché.

L'homme, nous dit le sentiment religieux, doit éviter le péché, sous peine de perdre la pureté de son âme et d'être châtié dans l'éternité. L'homme, répète l'hygiène, doit éviter le péché, sous peine de perdre la santé de son corps et de se créer une existence cruellement tourmentée par la maladie.

La religion et l'hygiène ont donc des intérêts concordants : l'une ne peut monter sans favoriser l'essor de l'autre, et de leur union dépend le salut de l'humanité : car seul l'homme véritablement sage et religieux est placé dans les conditions les plus favorables pour jouir en même temps de la paix de l'âme et de la santé du corps.

Vous comprendrez bien mieux encore, Messieurs, combien noble est le but de cette partie de la science médicale, quand je vous aurai dit que, dans son ambition de prévenir les maladies et d'améliorer la constitution de l'homme, l'hygiène bien comprise a surtout en vue d'élever l'âme, qui acquiert de l'énergie à proportion que le corps prend de la vigueur.

Une bonne hygiène du corps a, en effet, une grande puissance pour aider la volonté à réprimer les passions, et donner à l'esprit une force inaccoutumée. La raison et le libre arbitre sont les plus nobles apanages de l'homme ; comme la maladie peut les lui ravir, il doit s'efforcer par tous les moyens convenables de se préserver de ses atteintes.

Cette vérité était sagement appréciée des anciens, lorsqu'ils firent des exercices du corps la base de leur éducation nationale, et c'est dans leurs établissements publics connus sous le nom de *gymnase* que la jeunesse allait puiser, dans les moyens appropriés à l'organisation de leur corps, la source d'un impérieux courage et d'une mâle fierté.

Vous me pardonnerez, Messieurs, ces quelques mots qui m'étaient nécessaires pour expliquer et dessiner clairement ma position. Vous savez maintenant quel est l'enseignement que je suis appelé à vous donner, et dans quel but je me présente comme simple volontaire, pour unir mes efforts aux efforts intelligents de vos professeurs, dont ma bouche taira l'éloge, par crainte de blesser leur modestie. Si ma faible parole a quelque succès parmi vous, tout ce que je vous demande en retour de mes fatigues et de mes peines, c'est que vous vous fassiez un jour les échos fidèles de ce que vous aurez entendu ici. Une fois rentrés au sein de vos familles, laissez-moi espérer que vous vous efforcerez à votre tour de devenir des apôtres zélés de l'hygiène, en semant autour de vous, avec toute l'ardeur juvénile dont vous serez capables, les vérités que vous allez maintenant recueillir.

Ceci convenu, j'entre en matière. Nous allons aujourd'hui vous dire en quoi consiste l'alimentation ; nous aurons à nous occuper ensuite d'une manière spéciale de l'intempérance, qui est une perversion redoutable de cette fonction, et nous terminerons enfin cette première leçon par l'étude des aliments les plus utiles à l'entretien de notre existence.

Le mouvement et la vie occasionnent dans le corps vivant une déperdition continuelle de substance ; et le corps humain, cette machine si compliquée, serait bientôt hors de service, si la Providence n'y avait placé un ressort qui l'avertit au moment où ses forces ne sont plus en équilibre avec ses besoins. Ce moniteur est l'appétit. Le Créateur, en obligeant l'homme à manger pour vivre, l'y invite par une légère sensation de fatigue dans l'estomac, et le récompense d'y avoir cédé par la satisfaction que donne la faim une fois assouvie : c'est ainsi que s'opère l'alimentation. Cette fonction est commune à tous les corps organisés : ainsi les végétaux vont choisir avec leurs racines implantées dans le sol les divers sucs qui ont la propriété de servir à leur croissance et à leur entretien.

Les animaux privés de locomotion naissent dans un milieu où leurs organes spéciaux peuvent extraire tout ce qui est indispensable à la portion exiguë de vie qui leur a été accordée. Enfin, les animaux qui ont la faculté de parcourir l'univers, recherchent et saisissent les objets dans lesquels ils soupçonnent la propriété d'apaiser ce besoin de nutrition.

Chez ces êtres d'un rang inférieur, l'appétit alimentaire s'éteint dans la satisfaction modérée; il est rare qu'ils franchissent les limites naturelles dans lesquelles les retient leur instinct. L'homme, au contraire, paye un large tribut à l'appétit illégitime, et il mange encore pour satisfaire son palais, lorsque son estomac serait apaisé depuis longtemps. Ce défaut existe chez beaucoup de personnes, à tous les âges et dans tous les rangs. Mais, par-dessus tout, les gens qui, en raison de leur état ou de leur position dans le monde, prennent rarement leurs repas chez eux, sont beaucoup plus exposés à manger trop. Ils dînent souvent en nombreuse société à des tables copieusement servies, où la variété et la multiplicité des mets, relevés encore par le talent homicide du cuisinier, excitent de toutes les façons l'estomac à franchir les barrières de la sobriété.

Certains amateurs de la bonne chère parviennent à une telle capacité alimentaire, que si la nécessité des affaires ne les forçait pas à se lever de table, ou si le besoin du sommeil ne venait pas à s'interposer, la durée de leurs festins serait à peu près indéfinie. Lorsque, surchargés de nourriture, ils abandonnent un instant leur banquet, ce n'est que pour aller s'ingérer de nouveaux feux dans les entrailles : le café et les liqueurs fortes pris avec profusion font de leur estomac un volcan qui embrase tout l'organisme et qui consume rapidement la vie. Comme un cheval surmené, cet organe, incessamment distendu par une quantité abusive d'aliments, devient le laboratoire de l'apoplexie et des digestions difficiles. Aussi ceux qui menaient d'abord joyeuse vie ne tardent pas à être tourmentés de gonflements, de vapeurs, d'obésité, de douleurs ou de pesanteur de tête, d'assoupissement, d'oppression, et d'une multitude d'autres maux qui minent sourdement leur existence et préparent lentement leur ruine.

Torturé alors par la maladie, l'impotent s'écrie comme Voltaire dans ses vieux jours : « Je donnerais cent ans de gloire pour une bonne digestion ».

L'intempérance, en effet, est la source de la plus grande partie des maladies qui assaillent l'humanité, et c'est avec infiniment de raison qu'on a dit que le glaive a tué moins d'hommes que l'intempérance : *plures occidit gula quàm gladius.* Lorsque je vois ces tables à la mode, disait Addison, couvertes des opulentes productions du monde entier, je m'imagine voir la goutte, l'hydropisie, l'apoplexie, la fièvre, escortées de plusieurs autres maux terribles en embuscade sous chaque mets délicieux.

Diogène a avancé ingénieusement qu'il en est d'un corps que l'on gorge d'une quantité surabondante d'aliments comme d'un grenier dans lequel on accumule des victuailles : « Les maladies pullulent dans l'un, et les rats dans l'autre ». Enfin, un professeur actuel de l'école de Montpellier, le docteur Fonssagrives, a pu énoncer quelque part, sans trop choquer la vraisemblance, que, dans la quantité des aliments qui figurent sur les tables bien servies, il y aurait trois parts à faire: la première pour la réparation de nos forces ; la seconde pour la satisfaction de notre palais ; la troisième pour la préparation des maladies à venir.

L'intempérance nuit autant au moral qu'au physique, et tue en quelque sorte ou déprave les facultés de l'âme. Elle conduit souvent aux actions les plus déshonnêtes et les plus inférieures ; elle est un vice grossier qui ouvre la porte à tous les autres : « C'est le vice des cœurs qui n'ont point d'étoffe ; l'âme d'un gourmand, dit Jean-Jacques, est tout entière dans son palais ; il n'est fait que pour manger ; dans sa stupide incapacité, il n'est à sa place qu'à table, il ne sait juger que des plats. »

La tempérance, au contraire, épure les sens, donne de l'agilité au corps, rend l'intelligence vive, la pensée prompte, la mémoire heureuse, les mouvements libres, les actions faciles. Platon, le plus grand philosophe de l'antiquité, fut un exemple de sobriété et de sagesse, et tous les hommes illustres de tous les temps se sont distingués par cette vertu.

Galien, un des médecins de l'antiquité les plus en renom après Hippocrate, le père de la médecine, quoique d'un très-faible tempérament, parvint, au moyen de la tempérance, à une vieillesse exempte d'infirmités ; et nos premiers aïeux n'atteignaient un âge très-avancé, en conservant intacts leur corps et leur esprit, que parce qu'ils observaient la sobriété et la tempérance. C'est en partie à ces qualités que presque tous les centenaires de nos jours doivent la longue carrière qu'ils ont parcourue.

Ainsi donc, être tempérant, sobre, c'est-à-dire user, dans la mesure des besoins réels, des aliments destinés à satisfaire la faim, voilà la première condition à remplir pour conserver sa santé et son intelligence. En d'autres termes, pour terminer par un aphorisme que je livre aux méditations des gloutons : « qui mange beaucoup vit peu ».

Il est sans doute en ce moment bien établi pour vous tous que l'art de bien vivre n'est autre que l'art de s'abstenir ; hâtons-nous, pour compléter le programme de cette première leçon, de déterminer quels sont les aliments qui par leurs qualités digestives et nutritives conviennent le mieux à la nature de l'homme. Qu'entend-on par aliments ? Si j'avais une réponse scientifique à vous faire, je vous dirais qu'on entend par aliments les substances qui, soumises à l'estomac, peuvent s'animaliser par la digestion, et réparer les pertes que fait le corps humain par l'usage de la vie. Mais nous sommes convenus d'appeler les choses par leur nom, de n'employer ici que des termes populaires : retenez donc que l'aliment est tout ce qui nous nourrit. Le règne animal et le règne végétal ont jusqu'à présent fourni tous les aliments au genre humain : le règne animal produit les viandes proprement dites, appelées aussi viandes de boucherie ; puis on trouve chez lui la volaille, le gibier, le poisson, les œufs et le laitage. Entrons dans quelques détails sur les qualités alimentaires de ces divers produits dont vous venez d'entendre l'énumération. On distingue cinq qualités dans les viandes de boucherie, qui sont par ordre de digestibilité : 1° mouton ; 2° bœuf ; 3° agneau ; 4° veau ;

5° porc. A poids égal, le pouvoir nutritif de ces viandes ne présente pas des différences très-grandes. La viande est toujours plus nourrissante quand les animaux ont atteint leur croissance ; c'est pour cette raison que la chair du bœuf et du mouton l'emporte sur celle du veau et de l'agneau. On s'est occupé beaucoup aussi depuis quelques années de l'usage de la viande de cheval. Les hippophages ou mangeurs de chevaux, prônent beaucoup, ce qu'on savait d'ailleurs depuis l'antiquité, que cette viande est très-bonne et très-savoureuse. Plusieurs boucheries spéciales ont été ouvertes dans Paris et dans certaines villes de la province, et quoiqu'elles soient assez fréquentées, cependant l'usage de cette viande ne s'est pas généralisé en France, ainsi que cela existe dans diverses parties de l'Allemagne.

Les meilleurs modes de cuisson de ces viandes de boucherie, au point de vue de la digestibilité, sont le grillage et le rôtissage. Le bouillon est une bonne préparation ; le plus nourrissant est celui de bœuf, puis après vient celui de mouton. Le bouillon de poulet et le bouillon de veau n'ont qu'une très-faible puissance nutritive, et conviennent aux estomacs faibles et délicats. En bouillon, la viande de porc s'associe très-bien avec tous les légumes, et fait une soupe excellente pour l'estomac robuste des travailleurs. Le hachis, le bouilli, la fricassée, la salaison, sont d'une digestion laborieuse ; mais aussi, ce qui est précieux pour les estomacs solides, ces mets satisfont l'appétit pour plus longtemps.

Le gibier se digère assez difficilement ; d'ailleurs le

goût se lasse bientôt de cette nourriture faite pour les bons estomacs.

La volaille est à un prix élevé, et constitue un aliment bien moins nourrissant que les viandes de boucherie.

La chair du poisson est regardée comme moins nourrissante que celle des autres animaux ; leur indigestibilité varie en raison directe de la grosseur. Il y a des poissons vénéneux : on les reconnaît en s'en frottant les lèvres avec un morceau du foie, elles deviennent enflées et douloureuses, suivant les observations de Messieurs Duchesne et Chevalier. Méfiez-vous des huîtres et des moules ; ces dernières surtout sont très-souvent la cause d'empoisonnements.

Je terminerai l'histoire des aliments contenus dans le règne animal en vous faisant observer que le lait, le fromage et les œufs, à cause de la modicité de leur prix, offrent une précieuse ressource à notre alimentation, quoiqu'ils aient une valeur nutritive inférieure et qui se rapproche de celle des végétaux.

Le pain (et ici nous entrons dans le domaine végétal) a une puissance nutritive bien supérieure à ces derniers produits tirés des animaux. Le pain qu'on fabrique avec la farine de froment est l'aliment le plus répandu et le plus précieux pour l'homme. Relativement à ses qualités digestives, on a remarqué que le pain à mie trop compacte, trop épaisse, est très-indigeste. Il en est de même du pain tendre, quand il est encore chaud et qu'il vient de sortir du four. On emploie aussi la farine de froment, de concert avec le beurre, à faire des pâtisseries ; ces préparations sont lourdes, indigestes et ne conviennent nullement à l'estomac.

S'il est, en effet, une industrie qui se signale entre toutes à la réprobation de l'hygiéniste, c'est celle des pâtissiers, dans l'officine desquels l'enfant surtout va puiser du même coup la source d'une habitude de gourmandise et d'une mauvaise santé. Les biscuits seuls, à titre d'*aliments éventuels*, peuvent être exceptés de cette appréciation sévère.

Il y a beaucoup de pays moins favorisés que les nôtres où la culture du froment réussit mal ; on s'efforce alors de le remplacer par l'usage de l'orge, du seigle, de l'avoine, du maïs et de la farine de châtaigne. Les habitants du Limousin, du Périgord et de la Corse, font de la farine de châtaigne, une fois cuite, leur nourriture une partie de l'année. On mange du pain d'avoine dans plusieurs comtés du nord de l'Angleterre, et surtout en Écosse. Vous savez aussi que le riz originaire de l'Inde sert de nourriture aux populations de la moitié du Globe. Toutes ces diverses espèces de grains et de farines, connues sous la dénomination générique de céréales, sont très-digestives ; mais les qualités nutritives du froment sont bien supérieures à toutes les autres espèces.

Le règne végétal a des produits tellement variés, et s'ils diffèrent par leur goût, la plupart ont entre eux une analogie si grande au point de vue de leurs qualités digestibles et nutritives, qu'il serait beaucoup trop long et fastidieux de faire l'histoire particulière de chacun d'eux. Nous admettrons par conséquent six grandes divisions dans lesquelles nous les engloberons tous, nous contentant de vous en faire tout d'abord l'énumération, pour en apprécier ensuite d'un seul trait la valeur nutritive et digestive. 1° Nous placerons en première ligne les racines féculentes, telles que : les pommes de terre, la patate douce, l'igname, qui s'acclimatent très-bien dans nos pays, et dont le goût et les qualités les rapprochent tout à fait de la pomme de terre, qui est un aliment agréable et nourrissant. Les champignons, qui appartiennent aussi à cette famille, sont, une fois cuits, très-nourrissants; mais il y en a de vénéneux, et c'est une distinction importante à faire, quand on veut les rendre comestibles. Les truffes, « espèce de champignon », sont au contraire très-indigestes, et fort souvent elles ne sont pas même digérées du tout. 2° Les herbes potagères : artichaut, céleri, laitue, asperge, cardon, chou, navet ; 3° les herbes *proprement dites :* chicorée, oseille, épinards ; 4° les herbes légumineuses : haricots, lentilles, pois, fèves ; 5° les végétaux qui se mangent crus ; 6° les fruits. Toutes ces variétés infinies de végétaux constituent des aliments de digestion assez facile, mais ils sont peu nourrissants. Il n'y a pas de règle générale à donner au point de vue de leur usage ; c'est à chacun à choisir, dans cette immense variété, les espèces qu'il sait, par son expérience personnelle, le mieux convenir aux aptitudes de son estomac.

C'est dans ce choix fait avec soin que réside le secret de se procurer de bonnes digestions.

Nous aurions maintenant, l'étude des aliments étant achevée, à vous parler de leurs auxiliaires obligés : les condiments ; ce sera le sujet de notre prochaine leçon, dans laquelle nous étudierons également quel est le meilleur régime qu'on doit adopter. La détermination du rôle des boissons dans l'alimentation achèvera ensuite notre deuxième conférence

Vous n'aviez peût-être jamais réfléchi, Messieurs, à l'abondance et à la variété d'aliments que, dans sa suprême bonté, Dieu a créés, afin de pourvoir à notre subsistance. Soyons donc remplis de reconnaissance à l'égard du Créateur pour ces dons merveilleux dont il nous a comblés, n'en abusons pas surtout. Le châtiment, je vous l'ai dit, frappe tôt ou tard l'organe qui a failli, et nous irions, dans ce cas, grossir les rangs de ces hommes qui continuent à justifier le mot profond de Sénèque : « *Vitam brevem non accipimus, sed facimus* » ; on ne nous a pas donné une vie courte, c'est nous qui l'abrégeons.

DEUXIÈME LEÇON.

DES CONDIMENTS. — DU MEILLEUR RÉGIME A SUIVRE. — DE L'IVROGNERIE ET DES BOISSONS DIVERSES.

MESSIEURS,

Le mot condiment, qui nous vient de la langue latine, est synonyme d'assaisonnement; vous saurez donc tout d'abord que les substances dont nous allons nous occuper servent toutes à assaisonner les aliments, chacune avec des propriétés diverses qui les ont fait classer en douze catégories.

1° *Condiments sucrés.*

Les sucres, qui forment la première section des condiments, tiennent une place intermédiaire entre les aliments et les condiments. Il est donc nécessaire de les considérer successivement comme substance alimentaire et comme substance assaisonnante.

Les deux principales espèces de sucre sont : le sucre de canne et le sucre de betterave, les seuls maintenant en usage. Le premier est extrait de la canne, roseau, originaire des Indes, et on le cultive surtout dans les colonies du Nouveau-Monde. Le second se tire de la betterave. Lorsque, au commencement du XIXe siècle, les circonstances ayant rendu le sucre rare et cher en France, grâce aux recherches des savants, on le découvrit dans le raisin, dans la châtaigne, dans la pomme de terre, et surtout dans la betterave, les gens systématiques et les ignorants trouvèrent que le sucre qui provenait de ces diverses plantes avait mauvais goût et sucrait mal. Des expériences exactes et multipliées ont prouvé le contraire, et l'homme le plus habitué à juger ces produits ou à les consommer ne peut distinguer les produits extraits de la canne ou de la betterave, lorsqu'on les a portés par le raffinage au même degré de pureté. Le sucre est entré dans le monde par l'officine des apothicaires, et il est tellement indispensable à une foule de leurs préparations que, pour désigner quelqu'un à qui il manquerait quelque chose, on dit encore : *c'est comme un apothicaire sans sucre*. Il suffisait qu'il vînt de là pour qu'on le reçût avec méfiance ; les uns disaient qu'il était échauffant, d'autres qu'il attaquait l'estomac, etc. Mais la calomnie fut obligée de s'enfuir devant la réalité, et on tomba alors dans un excès contraire, lorsqu'il y a plus de 80 ans on mit en avant ce proverbe inventé assurément par un sucrophile : Le sucre ne fait mal qu'à la bourse. Avec une recommandation pareille, cette substance alimentaire devait faire son chemin ; aussi il n'y a pas d'association et de transformation qu'elle ne subisse. On la mêle à l'eau, au vin, à la farine, aux œufs, au lait, au café, aux fruits, à l'alcool, et elle est tellement devenue une denrée de première nécessité, qu'il n'est presque pas de femme dans l'aisance qui ne dépense plus d'argent pour son sucre que pour son pain.

L'usage du sucre comme condiment est tout aussi universel; quelques personnes en usent avec les viandes, quelquefois avec les légumes, et souvent avec les fruits. Ses applications varient à l'infini, parce qu'elles se modifient au gré des peuples et des individus. L'abus du sucre est loin cependant d'être sans danger; à l'époque du jour de l'an, on remarque ses effets nuisibles chez beaucoup d'enfants qui, après s'être bourrés de bonbons, ont des maux d'estomac et quelquefois de véritables inflammations d'intestin. Toutefois, si l'on sait en profiter avec modération comme aliment et comme condiment, le sucre rend de grands services à la digestion, en stimulant l'estomac et en lui faisant digérer plusieurs substances dans lesquelles il est incorporé.

La mélasse, ou partie incristalisable du sucre, se digère moins bien que ce dernier, et elle a l'inconvénient par sa propriété relâchante de fatiguer les organes de la digestion.

2° *Condiments salés.*

Le sel (extrait de la mer ou des mines de sel gemme) est non-seulement indispensable à la facilité de la digestion et doit entrer comme assaisonnement en quantité proportionnée à la difficulté digestive des aliments, mais son usage est essentiel à l'entretien de la vie. Employé en quantité modérée, sans jamais aller jusqu'à exciter la soif et irriter l'estomac, il donne de la force, de la vigueur, favorise l'embonpoint, et convient aux constitutions faibles et délicates. Il faut donc toujours en faire usage et le considérer comme l'assaisonnement indispensable de tous nos aliments. La privation du sel dans plusieurs provinces de la Russie, dans lesquelles on avait essayé de le supprimer aux serfs, a permis de reconnaître qu'elle détermine l'appauvrissement du sang.

3° *Condiments acides.*

Le vinaigre et le citron sont les deux condiments acides à peu près exclusivement employés. Pris à l'état de pureté, ils se digèrent très-difficilement, troublent la nutrition, et amènent un amaigrissement rapide, en provoquant des maladies incurables de l'estomac. Mélangés en petite quantité aux sauces et aux mets, ils facilitent leur digestion, et surtout lorsqu'il s'agit d'aliments oléagineux, c'est-à-dire qui contiennent de l'huile; il ne faut toutefois en faire usage qu'avec une grande modération.

4° *Condiments âcres.*

Le poivre mélangé avec les aliments végétaux, tels que les choux, les navets, etc., favorise leur digestion par son action stimulante sur l'estomac; mais il n'est pas nécessaire à la vie ; on peut très-bien s'en passer sans danger pour la santé, tandis que l'usage immodéré qu'en font certaines personnes, surtout dans les pays chauds, développe des irritations terribles dans les organes de la digestion. Le bétel, le piment, sont des condiments qui entraînent par leur abus les mêmes désagréments.

5° *Condiments caractérisés par la présence d'une huile essentielle.*

On doit y ranger la noix muscade, le macis, le girofle, la cannelle, qu'on ne doit employer, ainsi que le poivre, qu'avec la plus grande réserve. Les feuilles de laurier, le genièvre, la badiane, etc., mélangés aux aliments, leur communiquent un arome agréable, et n'exercent aucune action fâcheuse.

6° *Condiments sulfurés.*

Ces condiments sont fournis par la moutarde, l'ail, l'oignon et la ciboule. Employés avec modération, ils n'ont aucun inconvénient.

7° *Condiments aromatiques.*

La vanille, la menthe, les écorces d'orange, de citron, appartiennent à cette classe de condiments, dont l'action est peu énergique, et qui sont surtout recherchés à cause de leur saveur agréable.

8° *Condiments astringents.*

On y classe ordinairement : le cachou, la noix d'Arèque, les fruits amers ; leur emploi est très-borné, et sans mauvaise influence sur la santé.

9° *Condiments huileux.*

Les diverses espèces d'huile, ainsi que le beurre, sont journellement employés comme condiments, et leur association avec des aliments gras enlève à ces matières une partie de leurs qualités indigestes.

10° *Condiments masticatoires.*

Ces condiments, encore employés dans beaucoup de pays, sont : le piment, le gingembre, le tabac et le bétel ; ils agissent en faisant saliver et en augmentant la soif; leur emploi répété pervertit le goût, tarit la sécrétion de la salive, et il faut rejeter complétement leur usage.

Ici se termine la description des condiments, sur laquelle nous avons dû insister un peu, à cause de l'ignorance générale des détails que nous venons de donner. Suit maintenant la question du régime.

Nous comprenons par régime, l'ensemble des règles relatives à la quantité, à la qualité des aliments, et aux heures des repas que l'homme doit prendre pour conserver sa santé. Nous avons apprécié, en parlant de l'intempérance, l'influence du régime *quantitatif* sur le physique et le moral de l'homme ; disons tout de suite quel est le meilleur régime *qualitatif*.

Les animaux sont bornés dans leur manière de se nourrir ; les uns (herbivores) ne vivent que de végétaux ; d'autres (carnivores) ne mangent que de la chair ; d'autres (granivores) se nourrissent exclusivement de grains. L'homme au contraire est omnivore, c'est-à-dire qu'il se nourrit à la fois de végétaux, de chair et de grains ; ce ne serait pas sans danger pour lui qu'il tenterait d'adopter d'une manière exclusive, soit le régime animal, soit le régime végétal.

La nourriture animale presque exclusive ne convient qu'aux habitants des pays froids, lorsqu'ils se livrent en même temps à un exercice musculaire énergique ; par ce régime ils arrivent à produire dans leur corps la quantité de chaleur nécessaire pour résister à la basse température de leur climat. Dans nos pays tempérés, un pareil régime, continué longtemps, entretiendrait le sujet qui y serait soumis dans un état presque continuel de fièvre, favoriserait la constipation et ferait développer des maladies inflammatoires.

La nourriture exclusivement végétale, qui est propre

à certains peuples des pays chauds et qui exercent peu leur système musculaire, produirait chez nos populations (si elle était continuée sans interruption pendant longtemps) l'appauvrissement du sang, les maladies de l'estomac et la diarrhée.

Le régime mixte composé d'une quantité modérée de substances animales et de substances végétales est celui qui convient le mieux à l'habitant des pays tempérés.

Le régime maigre suivi pendant le temps du carême par les chrétiens, et durant toute l'année par certains ordres religieux, ne consiste pas dans l'usage exclusif des végétaux ; on joint à cette nourriture, qui est en grande partie végétale, quelques substances animales, telles que du lait, du beurre, ainsi que du poisson.

Le régime maigre n'est pas toujours facilement supporté, et les estomacs débiles en sont bientôt fatigués. Cette nourriture n'a aucun mauvais effet chez les sujets d'une bonne constitution, et il résulterait même des observations du docteur Debreyne, médecin de la Trappe, et trappiste lui-même, que la vie cénobitique compte de nombreux centenaires. Toutefois, nous sommes convaincu que le régime maigre, très-utile chez les religieux, serait insuffisant pour que l'homme qui vit dans la société pût remplir avec force et énergie sa mission tout entière.

C'est une nécessité pour l'homme de prendre ses repas à des heures fixes et déterminées ; aussi doit-on établir en principe qu'il ne faut pas plus de cinq heures, et pas moins de quatre entre chacun des repas qui ont lieu dans le cours de la journée.

La disposition suivante des heures des repas est la

plus convenable sous le rapport hygiénique. En s'éveillant, ou une demi-heure, ou une heure après le lever, il est bon de faire un léger repas, consistant dans l'usage d'un liquide nourrissant, tels que soupe, bouillon, chocolat, lait, café au lait. Le déjeuner peut alors être attendu, et il doit avoir lieu vers 11 heures ou midi. Le dîner sera fixé à 6 heures, et dans le cas où il faudrait attendre plus longtemps, il serait bon d'intercaler entre les deux repas et à égale distance de chacun une légère collation composée d'un morceau de pain et d'un fruit.

A chaque repas, on doit faire usage de liquides en même temps que des solides; il est avantageux que les boissons soient intercalées entre les diverses substances alimentaires qui composeront le repas. Avant ou après le repas, leur ingurgitation en une seule fois pourrait troubler le travail de la digestion. Le besoin de boire se fait sentir par un sentiment intérieur qu'on nomme la soif. Ce sentiment est tellement impérieux, que le mot soif exprime, dans toutes les langues, un désir excessif : ainsi on a soif d'or, de richesses, de pouvoir, de vengeance, etc., expression figurée dont on ne se serait pas servi s'il ne suffisait pas d'avoir éprouvé une seule fois la soif en sa vie pour en comprendre toute la justesse. On meurt beaucoup plus vite de soif que de faim : c'est qu'en effet, pendant l'inanition, les tissus graisseux, musculaires, etc., fondant sans cesse, tiennent dans une certaine mesure d'aliments solides, tandis que rien ne remplace les aliments liquides. Il y a beaucoup d'exemples d'individus qui, ayant de l'eau, se sont soutenus pendant plus de huit jours et même de quinze sans manger; tandis que ceux qui sont absolument privés de boissons ne passent presque jamais le cinquième jour. On ne résiste pas toujours si longtemps à la soif, si on a contracté l'habitude de boire souvent : en 1787, on vit mourir un des cent-suisses de Louis XVI pour être resté seulement 24 heures sans boire. «Il était au cabaret avec quelques-uns de ses camarades, raconte Brillat-Savarin; là, comme il présentait son verre, un d'entre eux lui reprocha de boire plus souvent que les autres, et de ne pouvoir s'en passer un moment; c'est sur ce propos qu'il gagea de demeurer 24 heures sans boire, pari qui fut accepté et qui était de dix bouteilles de vin à consommer. Dès ce moment, le soldat cessa de boire, quoiqu'il restât encore plus de deux heures à voir faire les autres avant de se retirer. La nuit se passa bien, comme on peut croire; mais, dès la pointe du jour, il trouva très-dur de ne pouvoir boire son petit verre d'eau-de-vie, ainsi qu'il n'y manquait jamais. Toute la matinée il fut inquiet et troublé; il allait, venait, se levait, s'asseyait sans raison, et avait l'air de ne savoir que faire; à une heure il se coucha, croyant être plus tranquille; il souffrait, il était vraiment malade; mais vainement ceux qui l'entouraient l'invitaient-ils à boire, il prétendait qu'il irait bien jusqu'au soir. Il voulait gagner la gageure, à quoi se mêlait sans doute un peu d'orgueil militaire qui l'empêchait de céder à la douleur; il se soutint ainsi jusqu'à sept heures; mais à sept heures et demie il se trouva mal, tourna à la mort et expira sans pouvoir goûter à un verre de vin qu'on lui présentait.» Diverses circonstances, telles que la chaleur, les travaux corporels, la course, la déclamation, le chant, contribuent à augmenter la soif; de là la réputation universelle qu'ont les musiciens d'être un peu ivrognes; musicien moi-même, je m'élève contre cette appréciation qui a pu être vraie autrefois, mais qui ne l'est plus aujourd'hui pour les vrais artistes, qui sont tous gens de bonne compagnie.

L'ivrognerie est le privilége bien dégoûtant des hommes qui, continuant à boire sans soif les boissons fermentées, laissent leur raison et leur santé au fond des nombreuses bouteilles qu'ils vident.

Ce vice honteux engendre des maux affligeants, obscurcit les intelligences les plus brillantes, jette une ombre sur de nobles caractères, et pousse aux derniers excès. Alexandre, Philippe, Tibère, Zénobie, reine de Palmyre, Pierre I, la reine Anne, Sheridan et mille autres, ne purent résister à cette passion funeste; on sait les malheurs et les crimes qui en furent les suites; elle causa la mort prématurée d'Alexandre, les débauches et les cruautés inouïes de Tibère. Quelles leçons pour un roi politique, profond et grand capitaine que la parole de cette femme injustement condamnée qui en appelle à Philippe à *jeun!* Trajan, tourmenté de la passion immodérée du vin, en avait atténué les suites fâcheuses par sa prudence, en faisant la défense expresse d'exécuter les ordres qu'il pourrait donner après un long repas.

Adonné au vin et aux liqueurs fortes, Pierre le Grand en prenait jusqu'à l'ivresse; ses excès le rendaient sujet à des transports de fureur pendant lesquels il ne se connaissait pas et commettait des actes d'une aveugle cruauté; mais si la voix de Catherine le rappelait aux sentiments d'humanité, il s'apaisait subitement et rougissait de ses excès involontaires. *J'ai réformé ma nation*, s'écriait-il, *et je n'ai pu me réformer moi-même*.

Aujourd'hui, grâce aux sentiments religieux, à l'éducation qui s'adresse à la raison, aux sentiments honnêtes du cœur, on rencontre fort peu d'ivrognes parmi les gens bien élevés, et ce n'est plus guère que dans la misère abjecte que ce vice honteux recrute ses sujets. Mais dans cette classe où elle trône en despotique maîtresse, l'ivrognerie fait un si grand nombre de victimes, que Balzac a pu dire sans exagérer la vérité : « On s'est effrayé du choléra, l'eau-de-vie est un bien autre fléau ». Si le choléra recule en effet devant les conquêtes de l'hygiène, l'alcool fait tous les jours de nouveaux esclaves dans les classes ignorantes, ou parmi ceux qui, accablés de chagrins, au lieu de porter courageusement leurs croix, à l'exemple du Christ, vont demander l'oubli de leurs peines à la privation de leur raison. La société sait de quel poids pèse l'ivrognerie dans la statistique des délits et des crimes. D'après les derniers avis statistiques, en Angleterre, pendant l'année 1865, le nombre des personnes arrêtées pour ivrognerie a été de 105,310; en 1866, de 104,368, et en 1867, de 111,405, dont 29,182 femmes. D'après les chiffres partiels qu'on a dejà pour l'année 1868, il y a encore une augmentation considérable. En attendant, beaucoup de gens pensent que les masses se moralisent. C'est principalement le vice de l'ivrognerie qui rend la mort volontaire si répandue de nos jours. Schlegel a dit : « L'ivrognerie est la principale cause du suicide en Angleterre, en Allemagne et en Russie. Casper rapporte, d'après des documents officiels, que le quart des habitants de Berlin qui ont attenté à leurs jours depuis 1812 jusqu'à 1821 étaient des gens adonnés à la boisson. Dans son ouvrage sur le suicide et la folie suicide, M. Bricrre de Boismont a constaté 534 cas de meurtre de soi-même par ivresse, sur 4,535 observations de suicide. Il est égalcment prouvé que, dans la Grande-Bretagne, 7,000 personnes périssent chaque année par suite d'accidents d'ivrognerie, et que 550 millions de dollars sont dissipés en boissons, dans le même espace de temps, par les classes ouvrières, qui meurent ensuite de faim.

Quoi qu'en disent certaines gens, l'*absinthisme* est une des sources les plus graves de l'ivrognerie ; il ravale les facultés intellectuelles et morales, il donne lieu au tremblement nerveux, à l'hébétude, à l'idiotisme et à la folie. L'hygiène adjure donc à grands cris la société de se défendre contre l'envahissement de cette liqueur délétère.

On a suivi phase par phase l'évolution de cette passion bestiale des alcooliques, et voici le tableau qui en a été tracé dans la *Physiologie des passions* du docteur Letourneau : « Une première dose d'alcool a procuré un bien-être factice, une impression nutritive agréable ; en abolissant la mémoire, elle a fait oublier les ennuis, les maux de la vie. Mais ensuite la vie, frappée dans son essence, fléchit. A l'excitation anormale succède une dépression correspondante ; les éléments anatomiques vivent faiblement, ils ont besoin d'un excitant. Le précieux breuvage devient plus nécessaire, on y a recours. Et peu à peu la dépression vitale s'exagère ; d'intermittente elle devient chronique, et l'alcoolisme élague successivement tout ce qui constitue l'homme intelligent et social. La vie de relation est retranchée branche à branche, à commencer par la cime. D'abord les facultés intellectuelles sont déprimées. Les notes les plus importantes du clavier cérébral deviennent muettes. L'entendement, l'intelligence se voilent ; la volonté raisonnée meurt par suite. Plus de place pour les passions nobles. La parole cette manifestation par excellence de l'intelligence, est embarrassée, indécise. La langue indocile traduit mal des pensées confuses. L'imagination est terne et ne retrouve un peu de vigueur que sous l'influence de l'excitant fatal. Alors le désir brutal et stupide domine en maître.

« A son tour, la locomotion est atteinte. La démarche est incertaine et titubante, les mouvements de la main tremblotants et mal assurés. Bientôt les sens spéciaux sont frappés : la vue est trouble, l'ouïe dure, l'odorat obtus, le tact grossier ou aboli. Souvent, sans s'en douter, l'alcoolisé laisse tomber de sa main les objets qu'il tient. Graduellement il descend vers l'abrutissement complet. Plus de volonté raisonnée, plus de prévoyance. Alors l'homme, intellectuellement décapité, n'est plus qu'une brute altérée d'alcool, une machine abjecte qui boit, dort, se réveille pour boire encore, jusqu'au jour où une apoplexie, une manie ébrieuse, une paralysie quelconque, le retranche définitivement de la société. »

Quels sont les moyens à opposer à l'extension de cette habitude dégradante et meurtrière dans le peuple? La vulgarisation de l'hygiène, qui l'instruira des dangers auxquels il s'expose ; la pratique de la religion, qui lui donnera la force de résister ou de rompre avec ces habitudes ; la diffusion d'une éducation saine et complète, qui rend l'homme capable de goûter les plaisirs de la pensée, puisqu'il est reconnu que l'alcoolisme s'asservit surtout l'homme sans instruction, à qui les plaisirs intellectuels sont inconnus. Déshabituer un ivrogne de boire est une tentative dont la difficulté a créé le proverbe : « Qui a bu boira », et ceux-là seuls qui se sèvrent brusquement des alcooliques y arrivent avec plus de certitude que celui qui veut y parvenir par l'addition progressive de l'eau. On verra par les deux exemples suivants quel empire peut avoir une volonté forte sur cette habitude vicieuse, qu'il est si *difficile* de vaincre et si *facile* de ne pas contracter, lorsqu'on est averti comme vous l'êtes en ce moment de ses conséquences désastreuses.

Dans les dernières années de sa vie, le grand-duc Constantin, mort du choléra en 1831, ne buvait que de l'eau ; le comte d'Hédouville lui faisant quelques observations à ce sujet, le prince lui répondit : *J'ai senti de bonne heure que, impatient et irritable comme je le suis, le vin et les liqueurs dont je serais porté à abuser me rendraient une bête farouche.*

A la suite d'un repas où l'on avait bu au delà du nécessaire, Cambronne, le héros légendaire de Waterloo, étant à Strasbourg chef de bataillon, donna un soufflet à l'un de ses camarades. S'étant battu en duel, il eut le malheur de tuer celui qu'il avait insulté ; il en ressentit un si vif chagrin, qu'il jura de ne plus boire ni vin ni liqueur spiritueuse, et il tint parole.

Vous devez avoir compris, Messieurs, quelle est l'importance qu'on doit attacher à repousser énergiquement, dès qu'il se présente, un vice qu'on ne saurait déraciner plus tard qu'avec le secours d'une grande fermeté d'âme. Je passe donc immédiatement à l'étude des boissons variées que nous a largement dispensées la Providence, bien convaincu qu'aucun de vous ne voudra jamais compter dans les rangs de ceux qui par leur *attouchement infect*, comme dit Montaigne, corrompent en ruinant leur santé tout ce que Dieu a fait de bon pour nous.

DES BOISSONS.

Les boissons peuvent être divisées en boissons aqueuses, boissons alcooliques, boissons aromatiques et boissons acides.

1° *Boissons aqueuses.*

L'eau est la seule boisson qui apaise véritablement la soif. La chimie vous apprendra quelles sont les conditions requises pour que l'eau soit potable ; je n'ai à vous entretenir ici que de son influence sur la santé. L'ingestion d'une certaine quantité d'eau est indispensable à la santé et à l'entretien de la vie. L'eau, en effet, est la base de l'organisation de l'homme ; on la trouve toujours dans les même proportions soit qu'on l'analyse dans les tissus et les organes, soit qu'on aille la découvrir dans le sang et les humeurs, dont elle constitue un des éléments les plus importants. Une certaine quantité d'eau se dégage à chaque instant du sein de l'organisme par la transpiration de la peau, par l'expiration des poumons, par les selles, les urines, la salive, etc. Il est donc utile, pour réparer toutes ces pertes, de prendre de l'eau en boisson.

L'ingestion de l'eau doit être toutefois modérée; avalée en trop grande quantité, elle fatiguerait l'estomac, de même que, en trop petite quantité, elle ne suffirait pas à étancher la soif. Un litre d'eau potable en 24 heures et à une température ordinaire est la dose qu'on doit absorber en moyenne pour exercer une action salutaire sur la santé; mais il y a des précautions à prendre, selon les circonstances et suivant que l'eau est froide ou chaude. Lorsque, le corps étant en sueur, on boit de l'eau froide ou glacée, dans quelques cas les résultats nuisibles sont nuls, mais souvent par contraire les effets en sont très-graves. Il faut que vous sachiez, afin de vous en abstenir, que l'ingurgitation de l'eau froide, alors que vous avez chaud, peut donner lieu à une foule de maladies qui sont très-sérieuses et souvent mortelles: de là, pour éviter de pareils accidents, les préceptes suivants que vous devrez mettre en pratique, lorsque vous voudrez apaiser la soif qui vous tourmentera en un pareil moment: 1° ajouter à l'eau un peu de sucre ou du vin; 2° boire à petites gorgées, et conserver le plus longtemps possible le liquide dans la bouche, avant de l'introduire dans l'estomac; 3° faire précéder la boisson froide d'une bouchée de pain, de biscuit, de chocolat, etc.

L'eau chaude est loin d'avoir les inconvénients qui sont attachés à l'eau froide; elle stimule tout l'organisme, et son résultat final est une transpiration plus ou moins forte. L'ingestion de l'eau bouillante peut rendre très-malade, et quelques enfants ont même succombé après avoir avalé avec gloutonnerie une ou deux gorgées de thé bouillant au bec de la théière. De pareils faits ne sont pas rares en Angleterre, et le docteur Jameson, de l'hôpital Mercer, de Dublin, en a rassemblé, à lui seul, treize exemples.

2° *Boissons fermentées.*

Les boissons fermentées comprennent les vins, les eaux-de-vie, la bière, le cidre, le poiré, et quelques autres boissons d'un usage moins répandu. A dose modérée, le vin soutient le corps, excite les facultés de l'esprit, réjouit le cœur, ranime les vieillards, relève l'homme abattu par les chagrins et lui rend son courage. Le vin, comme vous le savez tous, est le produit de la fermentation du jus de raisin, et, suivant les localités, il jouit de qualités différentes, dont il serait trop long et sans grande utilité de vous faire l'énumération ; il faut en boire d'autant moins qu'il est plus spiritueux, plus chaud, qu'il contient par conséquent plus d'alcool. Lorsque vous achetez du vin dans le commerce, vous courez grand risque qu'il soit falsifié. On l'altère d'une foule de manières ; il existe même plusieurs procédés pour en fabriquer de toutes pièces, c'est-à-dire sans avoir besoin d'une seule grappe de raisin. Ces composés où l'on fait entrer du bois de campêche, de la betterave, de l'eau-de-vie, de la mélasse et autres ingrédients, ont une influence funeste sur la santé.

Comment et à quel instant le vin doit-il être bu ?

Le moment le plus opportun est sans contredit celui des repas. La quantité moyenne qu'on doit interposer entre les aliments doit varier pour un adulte de 150 à 200 grammes, un quart de litre environ; il faut le mélanger avec l'eau de manière à ce que le vin forme le tiers et l'eau les deux tiers; il en faut un peu plus aux vieillards, mais très-peu, et même pas du tout aux enfants vigoureux et bien nourris. Les enfants malingres et étiolés trouvent au contraire dans le vin un élément opportun de réparation nutritive. On doit en boire une quantité moindre en été qu'en hiver; pour ceux qui n'en ont pas l'habitude, il n'y a aucun inconvénient à s'en passer.

La bière est une boisson saine, nourrissante, toutes les fois qu'elle est supportée par l'estomac, car certaines personnes la digèrent difficilement.

Le cidre est encore plus indigeste, et provoque la diarrhée chez certaines personnes.

L'eau-de-vie, dont l'usage est tellement répandu qu'il n'existe pas de villages en Europe où il n'y ait un ou plusieurs débitants, est une boisson dont il ne faut user que par intervalles, par exemple quand on aura fait un dîner un peu plus copieux que d'habitude. Gardez-vous bien de contracter la coutume qu'ont un si grand nombre d'individus de boire un petit verre à jeun, sous prétexte de tuer le *ver*. Cette habitude blâmable n'a jamais tué que l'*ivrogne*, en favorisant à la longue le cancer de l'estomac.

3° *Boissons aromatiques.*

Sous ce titre on comprend trois infusions végétales, qui sont le café, le thé et le chocolat; elles ont pour caractère commun d'être d'une utilité très-grande à la consommation.

Le café doit être employé surtout après le repas, pour faciliter la digestion ; il favorise les travaux intellectuels, en donnant au cerveau une stimulation légère ; chez certaines personnes, il favorise l'insomnie, et il ne faudrait pas abuser de cette liqueur, qui a une action beaucoup plus énergique qu'on ne croit communément : ainsi un homme bien constitué qui boirait plusieurs litres de café par jour, ne tarderait pas à devenir imbécile ou à mourir de consomption. Il faut interdire sévèrement l'abus du café aux enfants, si on ne veut les voir s'élever malingres, rabougris, et vieillis à vingt ans. Les fonctions nerveuses sont si promptes à se surexciter chez eux, qu'il convient plutôt de les calmer que de les galvaniser. Cette stimulation par le café est au contraire très-utile aux vieillards, à ceux surtout qui sont lourds, obèses, phlegmatiques, qui s'endorment après le repas, et entrent par cette torpeur digestive sur une route aboutissant à l'apoplexie. En somme, il est bon de ne pas s'habituer à prendre du café tous les jours; cette coutume (qui ne fait ni bien ni mal au plus grand nombre) se perd difficilement, et sa suppression, lorsqu'elle est forcée, a presque toujours des inconvénients.

Le café au lait ne constitue une boisson reprochable au point de vue de l'hygiène que lorsque (comme celui dont usent les portiers de Paris) il est préparé avec du lait équivoque et un café suspect d'adultération.

L'infusion de thé est moins stimulante que celle du café ; aussi les estomacs délicats la supportent mieux ;

elle a la propriété de faciliter la digestion. Les Anglais, qui en font une grande consommation (30 millions de kilog. annuellement), prennent cette boisson deux ou trois heures après le repas ; il est préférable de ne pas se créer cette habitude et de ne faire usage du thé que lorsque la difficulté de la digestion le rendra nécessaire.

La décoction de chocolat est très-nourrissante et convient aux personnes épuisées par les excès ; mais elle se digère plus difficilement que le thé et le café. Le chocolat doit être pris au déjeuner par ceux qui, le digérant facilement, veulent en faire usage.

Si cette boisson était plus accessible par son prix aux classes laborieuses, si elle présentait des garanties de fabrication plus rassurantes contre la fraude, il serait à désirer qu'on la préférât (eu égard à son utilité hygiénique) au café et au thé, qui sont moins nourrissants et moins inoffensifs.

4° *Boissons acides ou acidulées.*

Les boissons acides qu'on consomme le plus habituellement sont la limonade, l'orangeade, le sirop de groseille, etc. En été, ces breuvages sont d'un usage fréquent ; mais il ne faut pas les boire en trop grande quantité, sous peine de voir survenir des irritations de l'estomac. Une boisson bien préférable, lorsque la soif se fait sentir vivement, c'est l'eau sucrée additionnée d'une cuillerée à café d'eau-de-vie ou de rhum pour un verre d'eau. Une très-bonne habitude qu'on peut acquérir facilement avec un peu de bonne volonté, c'est de ne jamais boire dans l'intervalle des repas, excepté dans des cas exceptionnels. L'usage des eaux de Seltz artificielles se répand beaucoup ; il faut ne les boire qu'en cas de paresse de l'estomac ; leur usage habituel peut donner lieu à des irritations d'estomac.

Nous avons terminé, Messieurs, l'étude des boissons, et voici la conclusion pratique qui tout naturellement en découle : *boire modérément*, afin de conserver sa santé, et en même temps la véritable liberté intérieure, celle qui procure l'empire sur les passions. Dans la prochaine séance, nous aurons à nous occuper du travail, de ses diverses formes, et du choix d'une carrière.

TROISIÈME LEÇON.

DU TRAVAIL, DE L'OISIVETÉ, DES EXCÈS DE TRAVAIL, DIVERSES FORMES DU TRAVAIL. — LES PROFESSIONS AGRICOLES COMPARÉES AUX AUTRES PROFESSIONS MANUELLES. — CHOIX D'UNE CARRIÈRE OU D'UN MÉTIER.

MESSIEURS,

En punition de sa faute et de sa désobéissance, Dieu dit à l'homme tombé qu'il mangera son pain à la sueur de son front ; mais Dieu permet en même temps que le travail devienne une source inépuisable de biens, et il suscite de cette loi pénible du châtiment, l'expiation, le devoir et le bien-être du corps et de l'âme.

Avant de devenir le Sauveur des âmes, Notre-Seigneur voulut aussi par son exemple rendre honorable le travail, et saint Paul, dans sa deuxième épître aux Thessaloniciens, formule cet anathème : « Que celui qui ne travaille pas, ne mange pas ».

Sans dévier jamais de ces principes, de tous temps, les hommes les plus recommandables par leur science et leur vertu ont loué l'utilité du travail qui, selon eux, procure à l'homme des trésors de contentement : « Perdre le temps, dit Young, c'est perdre plus que du sang, c'est mutiler son être, c'est commettre un vrai suicide ; Dieu a attaché le plaisir à l'emploi du temps, la peine à sa perte. Si l'ennui nous gagne, courons au travail, le remède est infaillible. » O ciel, disait Tronchin à l'illustre compositeur Grétry atteint de crachements de sang répétés, laissez là votre musique, ou vous ne guérirez jamais. — Je le sens répondit, Grétry, mais aimeriez-vous mieux me voir mourir d'ennui ou de chagrin ?

Lorsque le célèbre docteur Dupuytren fut atteint de l'hémiplégie faciale, signe précurseur de sa fin, frappés de l'altération de ses traits, ses amis crurent le devoir conseiller de prendre un peu de repos, en faisant diversion à ses travaux par un voyage : « Le repos, leur répondit-il, c'est la mort ! » et quelques mois après il avait cessé de vivre !

Aucun travail n'est déshonorant, et on ne saurait blâmer avec trop de force les préjugés d'éducation et de naissance qui portent à déverser le mépris sur les métiers et les arts, qui sont le soutien de tant de familles et de la société tout entière.

Dans quelque sphère d'activité que nos facultés soient appelées à s'exercer, que notre labeur soit celui des bras, ou celui plus pénible encore de l'intelligence, qu'importe, pourvu que nous concourions dans la mesure de nos forces au progrès de la prospérité générale qui n'est en définitive que la somme des prospérités individuelles. Que chacun de nous, dans la position que la Providence lui a faite travaille d'un zèle toujours égal à remplir sa mission. Dans notre société régénérée, c'est le travail seul, ce niveleur pacifique de toutes les inégalités originelles, qui confère l'unique titre légitime de noblesse, et bientôt, il faut l'espérer, on ne distinguera plus que deux classes : l'aristocratie des laborieux, et la plèbe des oisifs.

L'oisiveté seule déshonore : sans assimiler au voleur, comme le veut Jean-Jacques Rousseau, celui qui mange son pain sans l'avoir gagné, nous conviendrons que tout citoyen oisif est un membre inutile de la grande famille, à laquelle chacun doit le concours de ses bras, de son industrie et de son intelligence. Car quel est, en somme, dans la société le rôle de l'homme inoccupé ? Riche, pour dissiper l'ennui qui constamment le dévore, il prodigue en vain toutes les ressources de sa fortune ; un instant il pourra tromper le vide de son existence par les plaisirs, mais bientôt la satiété arrivera, et à charge à lui-même et à ceux qui l'entourent, s'il ne succombe au *Spleen*, cette maladie morale du désenchantement le conduira peut-être au suicide. Pauvre, il devient un fardeau à la société, qui est obligée de subvenir à son entretien.

Lorsque les besoins impérieux de la vie pressent cet être apathique qu'on appelle du nom flétrissant de *fainéant*, il fait bon marché de tout amour-propre, du moindre sentiment de dignité, et il se dégrade jusqu'à aller implorer de la pitié des hommes le morceau de pain que, dans sa lâcheté pleine d'ignominie, il n'a pas le courage de demander au travail. Pour exciter la commisération publique, il en est qui se ravalent alors jusqu'à jouer la plus indigne et la plus hypocrite des comédies, celle qui consiste à simuler des maux physiques, et à surprendre ainsi la bonne foi et la pitié des gens charitables. Une fois l'aumône soutirée, certains de ces êtres crapuleux poussent l'abandon de toute vergogne jusqu'à tourner ensuite en dérision et en moquerie les personnes généreuses qui ont été les dupes de leur mensonge.

D'autres déserteurs du travail sont un danger constant pour la sécurité publique ; sur les bancs des chambres de la police correctionnelle et des salles de la cour d'assises, on voit assis un grand nombre de criminels qui n'ont eu pour mobile de leurs actions infamantes que la misère occasionnée par le dégoût du travail. En révolte contre le Créateur et la société, ils reçoivent de celle-ci leur juste châtiment, en attendant le jugement du Dieu souverain juste, qui ne leur pardonnera point d'avoir éludé sa loi.

Mais détournons un instant nos regards d'un spectacle si rebutant, pour les reposer sur d'autres tableaux dont le noble contraste fait vibrer en nous les sentiments honnêtes du cœur. Pendant que l'oisiveté pousse ces désœuvrés, riches et pauvres, à de bruyantes orgies, quelle est cette humble clarté entrevue à une modeste fenêtre? C'est la lampe de l'ouvrière qui prolonge le travail d'une journée trop courte pour le pain quotidien de sa famille; ou celle du savant qui repousse le sommeil pour étudier les vieux auteurs, compulser les textes, demander à la nature ou à l'histoire la clef de leurs obscurités, et préparer le livre qui doit le conduire à la renommée.

Le travail est le plus sûr préservatif contre les maladies et le gage d'une longue virilité aussi bien que d'une verte vieillesse. La vigueur du corps comme celle de l'esprit se régénèrent, pour ainsi dire, et se fortifient sans cesse par le travail. Aussi l'histoire nous représente-t-elle Lycurgue entretenant la jeunesse spartiate dans une activité incessante; pour elle les jeux mêmes n'étaient pas une trêve, mais une direction nouvelle donnée aux exercices guerriers et à la turbulence de ces fiers soldats. Pompée et la plupart des généraux romains exerçaient continuellement la jeunesse et l'armée, soit dans les camps, soit au champ de Mars, et les encourageaient par leur exemple.

Après les quartiers d'hiver de Capoue, et être restés longtemps sans descendre dans l'arène, les troupes oisives d'Annibal trouvèrent leurs armes pesantes et furent vaincues dans de nouveaux combats.

L'oisiveté n'enlève pas seulement la force au corps le plus robuste, elle est en même temps pernicieuse à la sagacité de l'esprit et à la vigueur du caractère.

Attale, le frère d'Eumènes, se reposant sur Philoppœmen du soin de commander, s'abandonna à une lâche paresse qui le rendit aussi méprisable aux siens qu'à ses ennemis. L'Espagnolet, déjà grand peintre, avait longtemps supporté la misère, quand un cardinal, appréciant son mérite rare, le prit chez lui et pourvut à tous ses besoins. Après ce changement de fortune, il ne fit plus rien et devint apathique et indifférent à la gloire; mais, effrayé lui-même de sa transformation, il eut le courage de quitter le palais du cardinal, et de reprendre ses pinceaux avec ardeur; son génie grandissant par le travail, il réussit à amasser une fortune considérable.

Le travail est donc doublement nécessaire à l'âme et au corps, quand il est bien dirigé, et en rapport avec les forces de l'individu; mais il cesse d'être salutaire si on s'y livre avec excès.

Les travaux physiques excessifs et réitérés, surtout lorsqu'ils sont accompagnés d'une alimentation insuffisante, occasionnent chez l'homme comme chez les animaux surmenés jusqu'aux dernières limites, une altération profonde du sang, qui paraît être une des causes qui favorisent le développement de certaines fièvres graves le plus souvent mortelles.

Cette opiniâtre persévérance dans le travail, qui veut triompher de tous les obstacles, lorsqu'elle a pour mobile la vanité ou l'avarice, est digne de tous les mépris.

Mais la dignité morale en est rehaussée au contraire lorsque l'artisan ne s'arrête devant aucune épreuve, si rude qu'elle soit, pour suffire aux besoins de sa jeune famille, ou bien lorsque le savant, dans son ardeur pour l'étude, oublie ses veilles à la poursuite de ses rêves de science, de gloire et d'avenir. Pourtant ces hommes dignes de toute notre estime, ont des grands torts au point de vue de l'hygiène ; il faut les avertir que des dangers immenses se cachent dans l'abus du travail, et qu'ils doivent se ménager en songeant à la triste perspective de ne pouvoir travailler longtemps s'ils travaillent *trop*.

Leuret, médecin célèbre , fils d'un boulanger de Nancy causa par sa prodigieuse persévérance au travail sa mort prématurée digne des plus douloureux regrets. Placé d'abord chez un avoué , il rédigea quelques actes , fut clerc très-médiocre, et finalement renvoyé à sa famille. Une plus noble ambition régnait dans son âme. Il vint étudier la médecine à Paris, mais dès la première année, il se trouva si malheureux et tellement dénué de ressources, qu'un moment il voulut se laisser mourir de faim. Toute subvention de sa famille lui manquant, il se décida à s'engager comme soldat. Chaque jour, après avoir satisfait aux exigences du métier, il vendait une partie de son pain pour acheter de la chandelle et lire pendant la nuit. Son régiment ayant été envoyé à Saint-Denis, il vint tous les jours à pied à Paris, même par les temps les plus effroyables, pour suivre les cours de la faculté et particulièrement ceux d'Esquirol à la Salpêtrière. Cette ardeur pour le travail ayant fixé l'attention de ses maîtres, on obtint son congé, et Royer-Collard l'appela à l'hôpital de Charenton. A l'exemple de Bichat, un autre médecin illustre trop tôt enlevé à la science, il ne prenait aucun repos. Plus tard, médecin de Bicêtre, et passant les journées dans les salles de malades et à l'amphithéâtre, il faisait presque tous les soirs à pied la route de Paris, afin d'assister au cours de Spurzheim, ne dînant qu'à onze heures ou minuit. Aussi quels immenses matériaux il avait réunis, quelle place élevée il occupait dans la science, quel avenir s'ouvrait devant tant de mérite ! Mais le travail, l'étude et les veilles brisèrent ses forces, il alla rendre le dernier soupir dans sa ville natale, laissant inachevé un grand ouvrage, qui rendra impérissable le nom de ce modeste et infatigable savant, mort victime de son zèle.

Ainsi donc il est bien entendu pour nous que la modération dans le travail est (pour la conservation de la santé) une nécessité égale à la sobriété et à la tempérance. Beaucoup de gens ont l'accès de cette qualité trop facile, pour que nous n'ayons pas à insister plus longtemps sur cette proposition ; nous allons donc vous entretenir tout de suite des différentes formes du travail.

En traitant la question des aliments et des boissons, nous vous avons démontré que toutes ces productions variées à l'infini étaient plus ou moins utiles, et que, selon leurs qualités, elles s'adaptaient plus ou moins bien à certaines dispositions variables de l'estomac. Nous sommes convenus ensemble que le secret d'une bonne digestion consistait dans le choix d'aliments variés et en rapport avec la faculté digestive de l'estomac. Nous suivrons le même ordre dans cette étude, nous ferons l'énumération des diverses formes du travail, nous indiquerons les avantages et les inconvénients de chaque variété (du moins les plus importantes), et vous verrez également alors que le secret de trouver une bonne santé en travaillant, consiste dans le choix d'une occupation en rapport avec la nature et la disposition de l'individu. Vous pourrez ainsi, en toute connaissance de cause, apprécier le bon et le mauvais côté de certaines professions, à l'égard desquelles on nourrit trop souvent des préjugés qui se réfutent par ce proverbe qui ne pourrait trouver ailleurs une meilleure place qu'en cette occasion : « *n'est pas de l'or tout ce qui reluit* ».

I. TRAVAIL INTELLECTUEL.

Au nombre des biens qui ne sont sujets ni à la jalousie envieuse de l'homme, ni aux retours perfides de la fortune, et que ne sauraient atteindre les commotions politiques, la plupart des sages ont placé l'étude, l'instruction, l'amour de la science, la pratique des beaux-arts. Démophile ne considérait avec raison comme de véritables biens que ceux de l'esprit.

Diogène appelait l'instruction, la prudence des jeunes gens, la consolation des vieillards, la richesse des pauvres et l'ornement des riches. Mais l'instruction qui est la plus belle des prérogatives ne s'obtient que par une étude persévérante, un travail long et opiniâtre, le *travail intellectuel*, celui qui de tous les travaux est le plus *nuisible* à la santé. Les gens qui se livrent exclusivement aux travaux manuels s'imaginent de bonne foi que les hommes d'études ont un travail très-facile, parce qu'ils seront assis dans un fauteuil, et à l'abri des intempéries des saisons. Combien grande est leur erreur !....

Combien peu de ceux qui parlent ainsi voudraient s'astreindre à cette existence des savants si bien décrite en ces quelques lignes par Réveillé-Parise : « Être longtemps assis, courbé sur un bureau, souvent la tête en feu et les pieds glacés ; se lever, se rasseoir, se frapper le front par intervalle, quitter sa plume, la reprendre, la ronger ; tantôt s'épanouir et tantôt contracter brusquement les traits de sa figure, s'animer, se calmer, s'agiter de nouveau automatiquement, telle est en général la situation d'un homme qui médite profondément et veut exprimer sa pensée. Ces mouvements, en eux-mêmes n'entraînent pas de grands inconvénients, à l'exception de la courbure prolongée du tronc, surtout si l'on est myope. Une semblable position gêne singulièrement la circulation, favorise les stases du sang abdominal, comprime le foie, l'estomac, et nuit aux fonctions de ces organes. Je puis assurer que cette cause de maladie, quoique une des moins remarquées, est très-active, car elle agit sans relâche et presque à l'insu de l'individu.

Son action influe même sur la stature, Joseph Scaliger remarque que Lipse et Casaubon étaient tout courbés par l'étude. » Tissot ramène aux chefs suivants les conditions anti-hygiéniques du travail d'esprit : 1° inaction ; 2° contention de l'esprit ; 3° veilles ; 4° air confiné ; 5° défaut de culture corporelle ; 6° travail pendant les repas et peu après ; 7° résistance aux sollicitations des besoins organiques ; 8° isolement volontaire.

Tout est réuni ou peu s'en faut pour conspirer contre la santé de celui qui consacre sa vie aux travaux de l'intelligence. Aussi il est indispensable, pour diminuer cette prédominance de la vie cérébrale, que ceux qui se livrent aux travaux de l'esprit, fassent de l'exercice, qu'ils se promènent, qu'ils aient recours à la gymnastique, aux jeux de paume et de boule afin de rétablir l'équilibre entre leurs muscles et leur cerveau, et pour ne pas trop laisser dans l'inaction leurs poumons qui respirent habituellement un air confiné.

Depuis quelques années il semble s'être fait une révolution avantageuse dans nos mœurs sous ce rapport, et de grands et vastes gymnases se sont ouverts à Paris et en province ; soit dans des établissements particuliers, soit dans les colléges, les pensions, etc ; espérons que cet usage deviendra de plus en plus répandu, et qu'à l'exemple des anciens, la gymnastique deviendra désormais une des parties essentielles de nos institutions et de notre éducation physique.

Les employés de toute classe qui sont soumis au travail des bureaux, au lieu de dépenser dans les cafés leurs heures de repos, agiraient bien plus sagement aussi en soumettant leur corps aux exercices physiques dont nous venons de parler. Leurs écritures les condamnant à la station assise longtemps prolongée, ils sont sujets à la courbature du tronc, à la migraine , à la constipation, aux hémorroïdes, etc.

Les écrivains ou copistes qui ont la main très-occupée, sinon l'intelligence qui n'entre pour rien dans leur travail mécanique, sont sujets à un accident particulier, qui consiste dans une espèce de crampe ou de tremblement convulsif du pouce seul ou des trois premiers doigts de la main droite empêchant de tenir la plume. Cette sorte d'infirmité condamne celui qui en est atteint à cesser l'exercice de sa profession à moins de faire usage pour écrire *d'un appareil spécial.*

On a signalé en outre la fréquence extrême de la phtisie chez les écrivains-copistes (1 décès par phtisie sur 4 environ) et l'on a expliqué ce fait par leur attitude demi-courbée ; mais l'inaction et aussi l'état moral inhérent à ces professions, qui sont sur la limite des professions libérales et des arts manuels, peut bien aussi y être pour une grande part.

II. TRAVAIL MANUEL.

1° *Professions agricoles.*

A quelque époque de l'histoire qu'on examine la condition des peuples et les destinées de l'homme, on trouve chez presque tous, que de toutes les professions manuelles la profession du campagnard est celle qui est la moins exposée aux peines, aux déceptions et aux disgrâces, celle qui offre les garanties les plus sûres de calme et de félicité, celle qui réunit le plus d'avantages sous le rapport de la santé. On trouve dans les campagnes des croyances plus fermes, des santés plus robustes, un plus grand nombre d'exemples de longévité. La mortalité des villes et des campagnes comparée à la mortalité générale, présente de grandes différences. Dans les départements essentiellement agricoles de la France la mortalité, est proportionellement plus faible que celle des départements de la Seine, du Nord, du Rhône, du haut et du Bas-Rhin. Ces résultats statistiques s'expliquent très-bien par les avantages suivants que les habitants des campagnes ont sur ceux des villes : Ils respirent un air pur, se livrent à un *exercice musculaire* énergique, essentiellement *utile* à leur santé, de plus les paysans ne sont pas exposés à respirer un air confiné. Il y a chez eux moins de misère que dans les villes et plus de contentement.

Leur salaire est moins élevé que celui des ouvriers, il est vrai, mais ils paient moins cher les loyers et tous les objets de première nécessité, et par conséquent tout en étant moins payés, il arrive qu'à la fin de l'année ils ont gagné davantage. En ayant le soin de prendre quelques précautions qui consistent à se mettre à l'abri de la pluie et du froid, lorsque leur corps est en sueur, ils se trouvent placés dans des conditions hygiéniques parfaites, surtout dans certains pays du Midi de la France, où le paysan a une nourriture saine et abondante, un vin tonique, et des flots de soleil qui le baignent gratis. Dans nos contrées, qui plus est, l'agriculteur mange durant toute l'année une soupe délicieuse de légumes assaisonnée au porc, et un assez grand nombre parmi les plus aisés font usage, une ou deux fois la semaine, de la viande de mouton. Que dire en présence d'une telle *réunion* d'avantages hygiéniques qui ne se trouve au même degré nulle part, et dans *aucune autre* condition ; que dire de cette épidémie morale, qui pousse les jeunes gens à déserter les campagnes pour aller se donner en pâture aux villes vampires !

Tout homme qui est animé de quelque sentiment d'amour pour sa patrie ne peut regarder d'un œil indifférent cette monomanie de centralisation qui gagne tous les esprits, et l'hygiéniste doit jeter le cri d'alarme, convaincu qu'il est, que dans cette question s'agite le salut de la France. La vigueur d'esprit et de caractère, la santé, les corps robustes, les âmes honnêtes se recrutent sous le toit de chaume et dégénèrent dans la mansarde.

La description que nous allons faire d'un certain nombre des professions qu'embrassent les ouvriers dans les villes vous convaincra facilement, je pense, de la vérité de ma proposition.

Professions sédentaires des villes.

On range dans cette classe la partie la plus nombreuse de la population des villes : Les tailleurs, les cordonniers, les ouvriers de tout genre, et tout le petit commerce. Les tailleurs travaillent accroupis, se dépriment la poitrine, sont sujets par conséquent aux maux d'estomac, et sont fréquemment atteints d'hémorroïdes ; la phthisie fait chez eux les plus grands ravages ; par suite de l'attitude particulière qu'ils gardent constamment assis, les jambes croisées, on observe une tumeur rouge sur les chevilles extérieures, et une deuxième tumeur analogue sur le bord extérieur du pied au point où commence le cinquième orteil.

Les cordonniers ont un métier des plus pénibles, il exige une position et des mouvements qui laissent sur différentes parties du corps des traces ineffaçables, dans les mains d'abord ; de plus, la forme leur enfonce la poitrine, ils sont sujets aux écrouelles et au rachitisme. Les maladies qui leur sont communes sont : Le cancer de l'estomac d'après les observations de Corvisart et Mérat ; les hémorragies pulmonaires ou crachements de sang d'après Stahl, et un notable appauvrissement du sang ainsi que l'ont remarqué Turner et Hackrah.

Professions à poussières.

M. Lombard a consacré des développements importants à l'influence des professions à poussières sur la production de la phtisie. Les brossiers, les matelassiers, les plâtriers, les maçons, les épingliers, les polisseurs d'acier, etc. payent un lourd tribut à la phtisie ; ces poussières (toutes choses égales d'ailleurs) sont d'autant plus dangereuses qu'elles sont plus fines et qu'elles proviennent de corps plus durs.

Professions exposant à une température élevée.

Les verriers, les boulangers, les chauffeurs de machines à vapeur, les forgerons, les fondeurs sont soumis à des maladies de la peau, résultat du foyer ardent devant lequel ils sont placés. Exposés à se brûler, ils se refroidissent facilement en s'éloignant un moment du feu et ils attrapent ainsi des fluxions de poitrine des rhumes, des rhumatismes. Joignez à cela que la soif qui les tourmente leur fait contracter la passion des alcooliques.

Professions dans lesquelles on travaille les matières végétales.

Ces professions comprennent spécialement la manipulation du coton et celle du tabac. L'inspiration des molécules de coton, répandues dans l'atmosphère des ateliers où on travaille cette matière, peut donner naissance à des irritations de la bouche, des narines, de la gorge, et des voies profondes de la respiration.

Les ouvriers qui travaillent dans les manufactures de tabac, éprouvent beaucoup de difficultés pour s'habituer à cette manipulation, plusieurs même sont obligés d'y renoncer. D'après M. Mélier il leur faut en moyenne quinze jours pour être habitués. Pendant cet espace de temps ils éprouvent des maux de tête, des envies de vomir, quelquefois des vomissements, ils perdent l'appétit, le sommeil, et souvent il s'y joint la diarrhée.

Professions dans lesquelles on travaille les matières animales.

Ces professions assez nombreuses sont les suivantes :

Les tanneurs, les corroyeurs, les bouchers, les savonniers, etc. Les seules maladies qui se présentent avec une certaine fréquence chez les tanneurs, mégissiers, etc. sont les rhumatismes et les inflammations des voies respiratoires, ce qui résulte de cette partie de leur travail qu'on appelle travail de rivière. Si les peaux qu'ils travaillent ont appartenu à des animaux atteints de charbon, ils peuvent très-bien s'inoculer la maladie. La même réflexion peut s'appliquer aux bouchers qui en général jouissent d'une bonne santé, probablement à cause de leur alimentation.

Les fabriques de savon ne sont pas, par elles-mêmes, insalubres, mais elles dégagent une fumée et une odeur tellement désagréables, qu'elles ont été classées dans les établissements insalubres. Dans l'exercice de leur métier, les savonniers risquent de se précipiter dans les chaudières de lessive bouillante où s'opère la cuisson.

Professions où l'on travaille les matières minérales,

Si je vous parle de ces professions où l'on travaille le plomb, le phosphore, le cuivre, le zinc, le mercure, c'est pour vous dire, sans entrer dans des détails qui nous mèneraient beaucoup trop loin, que malgré les bains répétés, l'aération des salles, les lavages fréquents, les cheminées d'appel et tous les progrès hygiéniques effectués dans ces fabriques, les chances d'empoisonnement lent sont si certaines qu'on est en droit de s'étonner qu'on puisse encore trouver des ouvriers qui consentent ainsi à exposer leur vie.

En quittant le travail ces ouvriers trouvent-ils au moins chez eux un air pur pour contrebalancer les effets de l'atmosphère empoisonnée des fabriques ?

Ont-ils pour compenser les pertes que leur corps a subi une nourriture saine et abondante ? Nullement; ils habitent un bouge ou une de ces caves comme on en voit encore dans beaucoup de villes manufacturières telles que Lille, Mulhouse, etc.; et l'absence de lits, de couvertures suffisantes viennent encore contribuer à augmenter l'insalubrité de leur logement. Leur nourriture est souvent insuffisante et les aliments dont ils font usage presque toujours frelatés ou de qualité inférieure. La malpropreté, l'ivrognerie et le libertinage viennent encore s'ajouter à toutes ces causes de dégradation physique et morale qui placent la vie de l'âme et celle du corps au milieu de dangers permanents. Aussi, comme nous l'avons établi déjà par la statistique, la mort frappe à coups redoublés dans leurs rangs, et aux approches de la dernière heure, on entend souvent sortir de la bouche de certains mourants des paroles de repentir et de regrets. Ils regrettent de s'être arrachés à leur sol natal, d'avoir quitté , ignorants qu'ils étaient de la vie, le foyer paternel, le toit de chaume, le champ couvert de bruyère où s'écoula leur insoucieuse enfance ; c'est la montagne aride, la plaine sablonneuse, c'est le rivage battu par la tempête, dont l'image se retrace dans leur souvenir et consume leur cœur d'une indicible tristesse.

En présence des impossibilités matérielles, de celles qui naissent de la pauvreté et de la misère, à l'égard de ces malheureux qui par leur naissance sont forcés de vivre dans un si affreux milieu, l'hygiène n'a qu'à courber tristement la tête, en attendant le jour où la généralisation des machines et le perfectionnement des procédés industriels placeront l'ouvrier dans des conditions hygiéniques meilleures. Mais vis-à-vis de ces jeunes campagnards qui abandonnent naïvement la culture de la terre, le devoir de l'hygiène est de les avertir, par tous les moyens de publicité qu'elle tient en son pouvoir, du misérable sort qui leur est réservé dans les villes.

Ainsi que nous venons de le voir, Messieurs, le travail se présente donc sous deux formes : le travail intellectuel, le travail manuel. Cette séparation devrait être purement théorique, et ne jamais s'effectuer dans la pratique. L'homme est à la fois corps et esprit, et le travail de l'un ne peut suppléer celui de l'autre, il faut que l'activité humaine se soumette ces deux éléments à la fois. Le travail d'esprit ennoblit le travail manuel, et celui-ci rend inoffensif le premier. Sans cette association des deux formes de *travail* qui rétablit l'équilibre, la vie de l'âme et celle du corps entreront dans un conflit perpétuel qui finit par devenir funeste à l'une et à l'autre.

L'idéal que rêve l'hygiène serait donc, d'une part l'accession des classes à *travail manuel* aux délassements intellectuels; d'une autre part le réveil, chez les hommes de *labeur intellectuel*, du goût de ces exercices physiques que les anciens, ainsi que nous vous l'avons dit dans notre première conférence, ne séparaient jamais des exercices de la pensée.

Il y a parmi vous, Messieurs, des jeunes gens qui se consacreront plus particulièrement au travail intellectuel, d'autres au travail manuel ; quelle que soit la carrière que vous embrasserez un jour, qu'aucun de vous ne se laisse guider dans le choix de sa profession par la routine, le hasard, ou une ambition vaniteuse. Avant de vous décider je vous engage à réfléchir longuement sur ces paroles d'un écrivain célèbre : « Quelle que soit (dit Mgr Dupanloup dans son *Traité de l'Éducation*) la latitude laissée à chacun dans le choix des diverses vocations possibles, il est manifeste que ce choix aveugle ou éclairé, heureux ou malheureux, conforme ou contraire à l'ordre de la providence, aura sur l'avenir une singulière influence et fera le bonheur ou le malheur, la honte ou l'honneur de la vie, la plénitude glorieuse ou le vide affreux de l'existence entière. » Il y a là en effet une question de bonheur et souvent même au point de vue hygiénique une question de vie qui est très-directemennt engagée. Avant de faire le choix d'une carrière ou d'un métier, examinez donc bien de quel côté vous pousse votre vocation, prenez ensuite l'avis de vos maîtres éclairés, des personnes sensées de votre famille, qui sauront juger de vos aptitudes intellectuelles, et remettez à un médecin instruit le soin de faire l'examen de vos aptitudes physiques.

Tout motif d'intérêt, d'ambition, d'amour-propre doit se taire devant le *veto* de la santé ; Fontenelle l'a dit avec raison : la *santé est l'unité qui fait valoir* les *de la vie.*

QUATRIÈME LEÇON.

DU REPOS DIURNE. — DU REPOS NOCTURNE OU SOMMEIL. — DES RÊVES ET DU SOMNAMBULISME. — DES CHAMBRES A COUCHER ET DU LIT. — DU REPOS DOMINICAL OU HEBDOMADAIRE.

MESSIEURS.

En traitant la question du travail, nous avons été amené à vous dire que notre nature ne nous permettait pas d'agir sans relâche, que l'homme ne jouissant pas d'une activité indéfinie, il avait besoin à certains moments de faire trève à ses occupations. Votre mémoire n'a pas sans doute perdu le souvenir du sort réservé aux personnes qui, sans égards ni pitié pour leur corps ou leur esprit, s'aventurent audacieusement hors des bornes du travail modéré : d'où nous devons tirer la conséquence immédiate de la nécessité d'un repos partiel qui, en coupant la journée, permette de reprendre haleine et d'accomplir ainsi, sans trop de fatigue, notre tâche quotidienne. Ce repos diurne (ou du jour) doit autant que possible suivre les heures des repas ; sa durée être fixe, déterminée et proportionnelle aux heures du labeur. En se conformant à ces règles hygiéniques, le travailleur pourra attendre sans impatience le repos plus complet de la nuit qui est le sommeil.

Le sommeil est cet état d'engourdissement du corps pendant lequel les fonctions intérieures, digestion, respiration, circulation, etc., s'exécutent seules, tandis que l'exercice des organes des sens et des mouvements volontaires est totalement anéanti. Cette interruption de la vie extérieure peut seule compenser la fatigue de notre esprit et de notre corps, rétablir l'équilibre des forces vitales et les maintenir dans un état satisfaisant. Aussi Dieu a eu soin de nous rendre le besoin de dormir aussi impérieux que la faim et la soif, pour que nous ne puissions nous soustraire à cette condition indispensable de la vie. L'homme peut bien éluder cette loi du créateur pendant un certain temps, mais il faut qu'il cède, et il succombe au sommeil malgré lui. Les sentinelles avancées de l'armée, les matelots et les officiers de quart sur le pont de leur navire s'endorment tout en marchant et en se jetant du tabac dans les yeux ; et Pichegru traqué par la police de Bonaparte paya 30,000 francs une nuit de sommeil pendant laquelle il fut vendu et livré. A ce repos, comme à tous les actes conservateurs de notre existence, Dieu dans sa bonté paternelle, à joint un plaisir infini.

L'homme qui se repose éprouve un sentiment de bien-être aussi général qu'indéfinissable, il sent ses bras retomber par leur propre pesanteur, ses muscles se détendre, son cerveau s'assoupir, ses sens sont calmes, ses sensations et ses idées obtuses, un voile de gaze s'étend sur ses yeux, et un instant après il dort. Toutefois le sommeil bienfaisant qui, toutes les vingt-quatre heures, arrive s'établir au chevet de l'homme bien portant d'esprit et de corps, se fait longtemps désirer dans certains états contraires, et il est souvent alors sourd à la voix du malheureux qui l'appelle : que de longues et affreuses insomnies ne tourmentent elles pas chaque nuit une foule innombrable de mortels.

L'ambition, la haine, l'envie, la colère, la frayeur, la jalousie, etc., toutes les passions qui tyrannisent l'homme mettent en fuite le sommeil. Il en est de même des adversités qui assiégent la vie humaine et qui sont incommensurables; on compterait difficilement les chagrins cuisants et tous les genres de tristesses qui la traversent. Ici gémit un innocent à qui l'injustice a ravi l'héritage de ses pères; là pleure en silence une famille humiliée en pensant au membre qui la déshonore. Ceux-ci ont l'âme déchirée de se voir ravir pour toujours l'être sur qui étaient concentrées toutes leurs joies, toutes leurs affections, toutes leurs espérances; d'autres atteints de maladies cruelles, payent ainsi leur dette à l'infirmité de notre nature. Dans toutes ces demeures qui abritent la douleur, on retrouve difficilement le sommeil qui s'est éloigné au bruit des sanglots.

Le sommeil déserte aussi les palais des puissants et des rois comme les modestes chaumières, le sort confond tous les rangs par des revers pareils et des souffrances communes. En escaladant les remparts de la ville des oxydraques, Alexandre le Grand avait reçu dans les parois du ventre une flèche qui le faisait cruellement souffrir. Louis XIV opéré d'une fistule poussait des cris affreux; Pierre le grand dans une opération qu'il subit, enfonçait ses ongles dans les chairs de ses chirurgiens et faisait retentir son palais d'épouvantables hurlements. Anne d'Autriche succomba à un cancer du sein, qui provoquait souvent des crises terribles. Lorsque le corps municipal de Berlin, présenta au roi Guillaume ses félicitations à l'occasion de son avénement au trône, la réponse du roi émut tous les cœurs, en rappelant la maladie cruelle qui avait frappé son illustre prédécesseur au milieu de sa carrière : *Dans les choses terrestres*, dit ce monarque, *la récompense ne s'obtient pas toujours ici-bas* ; on le voit par les *pénibles souffrances de mon frère.* Comment Napoléon pouvait-il être consolé sur son rocher, non-seulement dépouillé des trônes conquis par sa vaillante épée, mais encore séparé de sa famille, des compagnons de gloire qu'avait épargnés le sort des combats, en butte aux insultes de son geôlier qui lui mesure l'air, la lumière, et le prive même des lettres de douloureuse sympathie d'une mère.

Heureuses les âmes qui dans l'adversité s'élèvent dans les régions sereines où règnent les douces croyances de la religion ! De pareils sentiments seuls sont capables d'adoucir la douleur, et de rendre insensiblement la quiétude à l'âme et le sommeil au corps.

La force réparatrice de la prière du juste, et surtout des prières apostoliques, « par une espèce de charme divin, dit Bossuet dans l'oraison funèbre de la duchesse d'Orléans, suspendent les douleurs les plus violentes, font oublier la mort (je l'ai vu souvent) à qui les écoute avec foi ».

Si le sommeil délaisse des hommes qui implorent en vain sa venue, il est à son tour repoussé par d'autres qui savent à un moment donné se soustraire à son empire. On rencontre rarement de grands capitaines, de savants illustres, artistes de génie, parmi les hommes qui ne savent pas commander à leur sommeil. Combien de fois, la veille d'une bataille, on vit les Nassau, Condé, Turenne, Gustave-Adolphe, Napoléon, parcourir leur camp, prêtant l'oreille au silence des nuits pour éviter une surprise de l'ennemi, interrogeant les feux de leur bivouac, visitant leurs lignes, se rendant compte si leurs ordres étaient exécutés, si les sentinelles veillaient la main appuyée sur la détente de leur fusil, et enfin ne se livrant au sommeil que les derniers parmi tant de soldats. Une nuit, Charles-Quint, paraissant venir du côté de l'ennemi, et la sentinelle lui criant : Qui vive? répondit en contrefaisant sa voix : « Tais-toi, je ferai ta fortune ; » il essuya un coup de feu qui heureusement ne l'atteignit pas ; Charles-Quint poussa un cri qui le fit reconnaître, et le soldat fidèle fut récompensé.

Nous avons connu un savant qui, pendant les deux années consacrées à écrire un ouvrage, veillait quatre nuits entières par semaine, et ne prenait pendant les trois autres que quelques heures de sommeil.

Dans l'éloge de Lahire, Fontenelle nous peint l'ardeur infatigable du célèbre astronome : « Toutes ses journées, dit-il, étaient d'un bout à l'autre occupées par l'étude, et ses nuits très-souvent interrompues par ses observations astronomiques.

Dans la carrière des arts, Gluck, Mozart, Wéber, Beethoven, Herold, Boïeldieu, Meyerbeer, Rossini et tant d'autres n'ont pas toujours composé placidement leurs chefs-d'œuvre à la lumière de l'astre du jour.

Tous ces hommes de génie, Messieurs, ont une mission divine à remplir sur cette terre ; pour eux comme pour les apôtres martyrs qui vont évangéliser les barbares, les règles de l'hygiène sont superflues. Jamais la double perspective d'une vie souffreteuse ou raccourcie n'arrêtera l'essor du génie, dont la destinée est de payer à la mort un tribut prématuré. Ce n'est donc pas à eux, mais à vous, à moi qui ne trouverions pas en perdant notre santé les compensations de la gloire et qui ne saurions viser au martyre intellectuel, à écouter la voix prudente de l'hygiène qui nous dit : Les hommes qui sont souvent en rebellion contre le pouvoir du sommeil sont punis par des maladies graves du cerveau ou des organes des sens qui surviennent fréquemment chez ceux qui abusent de la veille.

Il est des personnes cependant, et rien ne rend compte de cette différence, à qui trois ou quatre heures de sommeil suffisent pour réparer leurs forces. Chez d'autres au contraire, comme tous les plaisirs, le sommeil devient une passion, et ils passent à dormir les trois quarts de leur vie. Il y a quelques années, certaines feuilles publiques avaient à plusieurs reprises entretenu leurs lecteurs d'une jeune personne qui dormait presque constamment et dans tous les lieux, même au bal, au spectacle et à la promenade. Le professeur Richerand, dans ses éléments de physiologie, raconte également : « qu'un homme âgé de 40 ans, atteint d'une sorte d'imbécilité, séjourna pendant environ 18 mois à l'hôpital Saint-Louis, pour la curation de quelques glandes scrofuleuses ; pendant ce long espace de temps, il restait constamment au lit dormant les cinq sixièmes de la journée, tourmenté par une faim dévorante, et passant à manger ses courts instants de veille ; ses digestions étaient toujours promptes et faciles ; il conservait de l'embonpoint, quoique l'action musculaire fût extrêmement languissante, le pouls très-lent et très-faible. Dans cet individu, qui, pour parler le langage de Bordeu, vivait sous l'empire de l'estomac, les affections morales étaient bornées au désir des aliments et du repos. Dominé par une paresse insurmontable, ce n'était jamais sans de grandes difficultés qu'on parvenait à lui faire prendre le plus léger exercice ».

Cette passion produit, comme l'excès de veilles, des effets funestes : la paresse, l'indolence, l'affaiblissement, la stupidité, la mort.

L'école de Salerne n'accordait que sept heures de sommeil sans distinction d'âge, ni de sexe. Cette doctrine est trop sévère, et le minimum de sommeil nécessaire à tout individu, et auquel on se gardera bien de rien retrancher sans préjudice pour la santé, doit être de 8 heures à 10 heures. Les enfants et les personnes faibles dorment jusqu'à 12 et 15 heures, tandis que six heures de sommeil suffisent aux vieillards. Le tempérament sanguin, l'obésité, la chaleur, une alimentation abondante et composée surtout de viande, l'usage des liqueurs et des alcooliques, portent beaucoup au sommeil et en prolongent la durée. L'influence du sommeil sur la digestion mérite un examen particulier ; lorsqu'on s'endort après le repas, son effet est de précipiter la digestion. Les aliments passent alors dans les intestins grêles avant d'avoir subi la digestion complète de l'estomac, et il peut en résulter un dérangement qui se manifeste surtout au réveil. Quand la première période de la digestion est accomplie, le sommeil n'a plus aucun inconvénient ; on y est moins porté, il est vrai, mais il est plus calme, plus tranquille et plus réparateur. Deux heures d'intervalle, au moins sont nécessaires entre le repas et l'instant où l'on se met au lit ; il est même préférable qu'il y en ait trois ou quatre d'écoulées. Il est des personnes qui par leur profession dorment le jour et veillent la nuit, mais ce sommeil n'est jamais aussi salutaire que celui qu'on goûte la nuit. L'habitude qu'on a dans les pays chauds de faire la méridienne est excellente en ce qu'elle permet au corps de réparer les pertes qu'il subit par les sueurs excessives.

Après un sommeil modéré, l'esprit a repris sa fraîcheur et sa vigueur habituelle ; la fatigue musculaire disparait aussi, et, au réveil, on se trouve disposé à recommencer le même genre de vie que la veille. Un sommeil trop prolongé laisse au contraire, au réveil, celui qui s'y est livré, dans un état d'apathie et de langueur qui dure souvent une partie de la journée.

Que fait l'âme pendant ce temps d'inaction du corps? elle vit en elle-même ; elle est comme le pilote pendant le calme, comme un miroir pendant la nuit, comme une lyre dont personne ne touche, elle attend de nouvelles excitations. Cependant quelques psychologues prétendent que l'âme ne cesse jamais d'agir, et ils donnent entre autres pour raison que tout homme qu'on arrache à son premier sommeil éprouve la sensation de celui qu'on trouble dans une opération à laquelle il serait sérieusement occupé. Au surplus, cet état de sommeil complet, d'anéantissement absolu ne dépasse jamais 5 à 6 heures ; peu à peu un sentiment obscur d'existence commence à renaître, et le dormeur passe dans l'empire des songes.

Si l'on reste éveillé au milieu de dormeurs, on voit en effet celui-ci parler, celui-là se plaindre; l'un rire, l'autre pleurer, etc.; beaucoup ne se rappellent rien après le sommeil; mais, en fixant leur attention sur ces particularités, la mémoire revient et retrace les détails oubliés. Il se passe, dans ce cas, ce qu'on observe souvent dans la journée où des milliers de pensées s'effacent entièrement de la mémoire.

Quelle que soit la bizarrerie des rêves, avec quelques réflexions on se convaincra que ce ne sont le plus souvent que des souvenirs ou des combinaisons disparates de souvenir, faites sans ordre, sans convenances de temps ni de lieu, à cause de l'absence de la vue, de l'ouïe et des autres organes des sens qui ne peuvent en conséquence rectifier les idées enfantées par l'imagination, seule et privée de ses aides naturels. Ce qui le prouve, c'est qu'en définitive, jamais personne n'a vu dans ses rêves ce qui lui était auparavant tout à fait inconnu. Ce qui est caractéristique c'est que, quelque obsédé que soit l'esprit par les créations imaginaires qu'il accepte comme vraies, malgré la confusion qu'il fait du temps et de l'espace, on note un point capital, c'est le sentiment de la continuité de l'identité de la personne et celui de la conscience: caractères qui établissent une ligne de démarcation tranchée entre le rêve et la folie que certains auteurs ont voulu confondre.

L'homme qui est dans le rêve le jouet des événements les plus étranges, qui assiste à sa propre mort, subit les métamorphoses les plus fantastiques, n'en a pas moins la conviction qu'il est toujours le même, et, ce qui n'est pas moins remarquable, il a un éloignement invincible pour le mal ; il ne veut participer à aucune action coupable ; et s'il est spectateur forcé d'un crime, il en éprouve une agitation extrême, et adresse les remontrances les plus vives à ceux qui l'ont commis. On retrouve dans son esprit, suivant M. Lemoine, (dont l'ouvrage sur le sommeil a été en 1855 couronné par l'institut) le même amour du vrai que dans l'état de veille, et dans son cœur le même sentiment du bien.

L'esprit ne vit pas toujours dans un monde de chimères, il peut donner au rêve une valeur qui l'assimile aux créations de l'état de veille, et il est hors de doute qu'il a coopéré plusieurs fois à la production d'œuvres d'un mérite incontestable. Condorcet dit qu'il lui est souvent arrivé, après avoir passé plusieurs heures à des calculs difficiles, d'être obligé de les laisser inachevés pour s'aller reposer. A différentes reprises, dans ses rêves, le travail s'est terminé de lui-même. Franklin racontait à Cabanis que les combinaisons politiques qui l'avaient embarrassé pendant le jour se débrouillaient fréquemment durant ses rêves, et s'il ne fallait me borner je pourrais vous citer une foule d'exemples semblables.

Mais disons un mot du cauchemar. Dans l'enfance et l'adolescence le cauchemar se produit souvent sous la forme suivante : L'individu qui en est atteint s'imagine qu'il est sur le bord d'un précipice et qu'il va tomber. Rien ne peut l'arracher au péril ; il contemple d'un œil d'effroi l'ouverture du gouffre ; une force invincible l'y pousse, et il ne se réveille que par la secousse qu'il croit éprouver.

Dans d'autres circonstances ce sont des assassins

qu'on ne peut fuir; un chat, un animal quelconque qui vient se placer sur l'estomac. Dans tous ces cas, on ressent une oppression extrême, on lutte, on veut s'enfuir, appeler à son secours, et on ne peut courir, ni former aucun son; enfin on s'éveille baigné de sueur, le pouls accéléré, éprouvant un sentiment de constriction et de malaise qui cesse au boutde quelques instants.

Le cauchemar, aussi nommé *incube*, est favorisé par les veilles tardives, l'étude opiniâtre, les soupers abondants et lourds, certains aliments, comme le fromage, les concombres, les amandes. Hildesheim, dans son traité des maladies de la tête, signale, comme une cause fréquente de cet état pénible, l'usage des noix avant de se coucher, qu'on a arrosées d'un vin fort. Les affections du cœur et des poumons, et surtout celles qui amènent la suffocation sont aussi des causes prédisposantes. Chez un très-petit nombre de personnes, pendant le rêve, la volonté reprend son empire sur les mouvements volontaires, et le rêve devient alors le somnambulisme.

On raconte à ce sujet des choses surprenantes ; on a vu des somnambules se lever, se vêtir, sortir de leur maison, en ouvrant et en fermant soigneusement toutes les portes, bécher au jardin, tirer de l'eau d'un puits, tenir des discours raisonnables et suivis, résoudre des problèmes, retourner au lieu de leur repos, puis se réveiller, sans conserver aucun souvenir de tout ce qu'ils ont fait et dit pendant leur sommeil. Ici se place naturellement un fait très-curieux, qui a été raconté à Brillat Savarin, l'auteur de la physiologie du goût, par Dom Duhaguet, autrefois prieur de la chartreuse de Pierre-Châtel.

Dom Duhaguet était d'une très-bonne famille de Gascogne, et avait servi avec distinction; il avait été vingt ans capitaine d'infanterie: il était chevalier de Saint-Louis. On n'a vu personne d'une piété plus douce et d'une conversation plus aimable.

« Nous avions disait-il, à....., où j'ai été prieur avant que de venir à Pierre-Châtel, un religieux d'une humeur mélancolique, d'un caractère sombre et qui était connu pour être somnambule; quelquefois dans ses accès, il sortait de sa cellule et y rentrait seul; d'autrefois il s'égarait, et on était obligé de l'y reconduire. On avait consulté et fait quelques remèdes; ensuite les rechutes étant devenues plus rares, on avait cessé de s'en occuper.

Un soir que je ne m'étais point couché à l'heure ordinaire, j'étais à mon bureau, occupé à examiner quelques papiers, lorsque j'entendis ouvrir la porte de mon appartement dont je ne retirais presque jamais la clef, et bientôt je vis entrer ce religieux dans un état absolu de somnambulisme. Il avait les yeux ouverts mais fixes, n'était vêtu que de la tunique avec laquelle il avait du se coucher, et tenait un grand couteau à la main. Il alla droit à mon lit dont il connaissait la position, eut l'air de vérifier, en tâtant avec la main, si je m'y trouvais effectivement; après quoi il frappa trois grands coups tellement fournis, qu'après avoir percé les couvertures la lame entra profondément dans le matelas, ou plutôt dans la natte qui m'en tenait lieu.

L'orsqu'il avait passé devant moi, il avait la figure

contractée et les sourcils froncés. Quand il eut frappé, il se retourna et j'observai que son visage était détendu et qu'il y régnait quelque air de satisfaction. L'éclat des deux lampes qui étaient sur mon bureau ne fit aucune impression sur ses yeux, et il s'en retourna comme il était venu, ouvrant et fermant avec discrétion deux portes qui conduisaient à ma cellule, et bientôt je m'assurai qu'il se retirait directement et paisiblement dans la sienne.

Vous pouvez juger, continua le prieur, de l'état où je me trouvai pendant cette terrible apparition. Je frémis d'horreur à la vue du danger auquel je venais d'échapper, et je remerciai la providence; mais mon émotion était telle, qu'il me fut impossible de fermer les yeux le reste de la nuit.

Le lendemain, je fis appeler le somnambule et lui demandai sans affectation à quoi il avait rêvé la nuit précédente. A cette question, il se troubla. Mon père, me répondit-il, j'ai fait un rêve si étrange que j'ai véritablement quelque peine à vous le découvrir; c'est peut-être l'œuvre du démon, et..... — Je vous l'ordonne, lui répliquai-je, un rêve est toujours involontaire; ce n'est qu'une illusion. Parlez avec sincérité. — Mon père, dit-il alors, à peine étais-je couché que j'ai rêvé que j'avais tué ma mère; que son ombre sanglante m'était apparue pour demander vengeance, et qu'à cette vue j'avais été transporté d'une telle fureur, que j'ai couru comme un forcené à votre appartement; et vous ayant trouvé dans votre lit, je vous y ai poignardé. Peu après, je me suis réveillé tout en sueur, en détestant mon attentat; et bientôt j'ai béni Dieu qu'un si grand crime n'eût pas été commis... — Il a été plus commis que vous ne pensez, lui dis-je avec un air sérieux et tranquille. Alors je lui racontai ce qui s'était passé, et lui montrai la trace des coups qu'il avait cru m'adresser.

A cette vue, il se jeta à mes pieds, tout en larmes, gémissant du malheur involontaire qui avait failli arriver, et implorant telle pénitence que je croyais devoir lui infliger. Non, non, m'écriai-je, je ne vous punirai point d'un fait involontaire; mais désormais je vous dispenserai d'assister aux offices de la nuit, et vous préviens que votre cellule sera fermée en dehors, après le repas du soir et ne s'ouvrira que pour vous donner la facilité de venir à la messe de famille qui se dit à la pointe du jour.

Si dans cette circonstance, à laquelle il n'échappa que par miracle, le prieur eût été tué, le moine somnambule n'eût pas été puni, parce que c'eût été de sa part un meurtre involontaire.

On lit dans les *Portraits historiques de Lodge,* par sir Peter Lely, que le père de lord Culpepper, si fameux comme rêveur, comparut en 1686 devant les assises d'old Bayley pour avoir tué un garde et son cheval. Il plaida le somnambulisme, et fut acquitté en produisant environ cinquante témoins qui attestèrent les choses extraordinaires faites par lui dans son sommeil.

L'état de somnambulisme est toujours bien dangereux, car les somnambules, à part quelques rares exceptions, ne sont point avertis par leurs sens des choses qui menacent leur existence, et ne peuvent par conséquent éviter aucun des dangers qui se trouvent sous leurs pas. Aussi les voit-on fréquemment se précipiter des fenêtres de leur chambre à coucher, ou tomber des toits sur lesquels ils montent, sans être pour cela plus habiles à s'y tenir, comme le croit le vulgaire, toujours ami du merveilleux. Toutefois, ce préjugé populaire est loin d'être dépourvu de tout fondement.

L'ignorance du danger donne aux somnambules une assurance qui les préserve des accidents, qui arriveraient infailliblement s'ils étaient éveillés. L'homme, dont la tête est la plus solide, c'est-à-dire la moïns sujette aux étourdissements, ne pourra rester un moment au bord d'un précipice, et y fixer ses regards, que bientôt il ne se trouble, chancelle et tombe : aussi tous les observateurs sont unanimes à reconnaître les graves inconvénients qu'il y a de réveiller un somnambule au moment où il s'est mis dans une situation périlleuse. Du reste, c'est une précaution importante prendre à l'égard de toute personne endormie; on a vu souvent des individus éveillés en sursaut avoir des spasmes nerveux d'une certaine intensité.

Une dernière règle à observer est de prendre les heures de sommeil sur un lit ferme, de rejeter les couvertures volumineuses et les édredons, un coucher trop chaud énerve, affaiblit, et ne convient qu'aux femmes délicates, aux convalescents et aux vieillards. Les dimensions de la chambre à coucher sont de la plus haute importance. D'après M. Piorry professeur de la faculté de Paris, l'habitation d'un homme même seul dans une chambre trop étroite vicie l'air, par l'accumulation du produit de sa respiration, et peut être ainsi l'occasion du développement de la fièvre typhoïde.

« L'air, a dit Max Simon, est le pain de la respiration ; ce pain là se respire au lieu de se manger, voilà toute la différence. Je suppose qu'on proposât à un homme de manger du pain ordinaire, trempé dans des immondices ; à coup sûr il ne le ferait pas, et il aurait raison. Eh bien, quand cet homme vit habituellement dans un air souillé de toutes sortes d'exhalations mauvaises, et qui n'est pas suffisamment renouvelé, il fait exactement ce que je viens de supposer, il s'empoisonne lentement. » Baudelocque et une foule d'observateurs ont remarqué que les écrouelles, le rachitisme, la phthisie chez les enfants en croissance, n'ont souvent pas d'autres causes que celle de l'habitation d'une chambre mal aérée et humide. En général les dimensions convenables à donner à une chambre à coucher sont 3 mètres à 3 mètres 50 d'élévation, et 4 mètres de largeur. La porte doit être assez grande et située en face des fenêtres ou de la cheminée, afin de favoriser le courant d'air qu'il est nécessaire d'établir en certaines circonstances. L'exposition des fenêtres l'orsqu'on est libre de les établir où l'on veut, doit être celle de l'est. L'exposition au nord est trop froide en hiver, et celle du midi trop chaude en été.

Ceux qui habitent la ville doivent choisir de préférence, lorsqu'ils le peuvent, une rue large où l'air se renouvelle facilement, monter aux étages supérieurs où l'air est sec et le soleil arrive facilement, au lieu de s'établir dans les étages souterrains, au rez-de-chaussée ou dans les arrières boutiques. Un proverbe italien dit : « Là où la lumière n'entre pas, la maladie entre », et l'observation le confirme pleinement. Ceux qui sont forcés d'habiter ces bouges malsains et d'y coucher, doivent ne pas négliger, quand cela leur est possible, d'aller respirer un air plus pur dans les promenades qui sont dans l'intérieur des villes, et là ils trouveront des arbres, de l'eau, de la verdure, du soleil. Du reste, il faut rendre justice aux municipalités de Paris et de toutes les grandes villes ; elles rivalisent de zèle pour assainir les quartiers, et procurer aux ouvriers des logements plus salubres.

Ces squares qu'on multiplie, et où tout le monde peut aller se reposer et soumettre ses poumons à un bain d'air vivifiant, sont encore un de ces progrès que l'hygiéniste contemple avec un regard satisfait et en se félicitant de ses heureuses conquêtes.

Pourquoi l'État qui intervient également avec un zèle digne d'éloges dans une foule de questions qui ont rapport à l'hygiène publique, n'use-t-il pas de son droit de réglementer le travail manuel, en forçant les ouvriers à observer un repos hebdomadaire régulier ? C'est là une question vitale non-seulement au point de vue moral, religieux, intellectuel, économique ; mais encore au point de vue de l'hygiène, de la santé, et des nécessités de l'organisme. Il est en effet de toute évidence que le repos est indispensable un jour sur sept, et qu'un travail plus prolongé conduit à l'épuisement, à l'anéantissement des forces, produit une foule de maladies, amène la mort précoce si générale dans la classe ouvrière, et a pour conséquence l'abâtardissement de la race, malheureusement trop constant, et dès lors, la diminution des forces vives de la nation. En présence de pareils résultats, et lorsqu'il s'agit des plus graves intérêts de la civilisation, l'hygiène a le droit de réclamer à ceux qui nous gouvernent de faire respecter cette règle hygiénique. Lorsque les états les plus libres, les républiques de l'ancien et du nouveau monde nous donnent l'exemple du respect du dimanche ; quand, en Angleterre, et dans presque tous les pays protestants le repos dominical est rigoureusement observé, il est étrange de voir la France craindre de suivre un usage conforme à la loi chrétienne et aux traditions de l'humanité depuis quatre mille ans. Espérons toutefois, que l'exemple des imprimeurs d'Allemagne, des ouvriers typographes de la Suisse et de la Belgique (adoptant tous à l'unanimité au commencement de cette année 1868 le principe de la suppression du travail du Dimanche), ne sera pas perdu pour nos classes à travail manuel, et que leurs libres penseurs ne craindront bientôt plus de proclamer à l'exemple de Proudhon, le socialiste le plus fameux de notre siècle que : « le dimanche est une institution qui, après la religion elle-même, est le plus précieux reste de la sagesse antique ». Mais en attendant, ce consentement personnel, unanime et libre des citoyens, serait-ce trop demander à l'État, à l'administration, aux communes, de nous donner l'exemple du respect des principes ? Qu'on ne nous oppose pas les difficultés pratiques, plus apparentes que réelles, pour certaines administrations publiques ? L'expérience en est faite depuis longtemps avec succès pour l'administration qui semble s'y prêter le moins. Aux États-Unis, en Angleterre, en Prusse, les employés de l'administration des postes ne travaillent pas le Dimanche, et à nos portes , la Suisse vient de suivre cet exemple sans avoir soulevé une seule plainte.

Concluons donc en disant avec M. Ch. Renouard de l'Institut : « Notre nature ne nous permet pas de travailler sans intervalle ni relâche , il faut qu'à certains moments le corps fasse trève à ses fatigues, que l'esprit se détende et se divertisse, que l'âme se recueille, médite et prie.... Il importe que la jouissance des jours de repos , besoin et droit de tous , soit établie pour tous avec uniformité... Les pays chrétiens, ayant à déterminer les jours du repos civil, ont choisi le dimanche, consacré au Seigneur, et les anniversaires affectés à la célébration des grandes fêtes religieuses. Unir aux besoins du culte suivi par la majorité des citoyens, les habitudes du repos civil est donc un acte de bon arrangement et de bon sens....

Ayons des jours périodiques de repos, car ils sont indispensables à l'ordre civil des sociétés ; félicitons-nous de pouvoir dans leur désignation, concilier avec les conseils de la science économique et de l'hygiène le respect dû aux préceptes religieux ; encourageons, propageons et pratiquons l'obéissance à des règles, dont la vie de tout le monde doit se trouver bien.

CINQUIÈME LEÇON.

De l'entretien des fonctions transpiratoires de la peau : 1° bains. — ablutions. — cosmétiques ; 2° des vêtements. — description de leurs qualités, et de leurs variétés.

Messieurs,

Quiconque n'a pas étudié l'anatomie ne connaît de notre corps que la surface, c'est-à-dire la peau, cette robe d'un tissu merveilleux qui protége tous nos organes et les cache à tous les regards. La nature et l'importance des fonctions de la peau , ses rapports avec tous les autres organes, son contact incessant avec les agents extérieurs, la rendent sujette à un grand nombre d'altérations qui n'entrent point dans le cadre de notre étude. Nous avons uniquement à vous indiquer ici : quels sont les moyens dont l'hygiène dispose pour placer la fonction transpiratoire de la peau dans les meilleures conditions d'exercice.

Il existe deux *formes* de transpiration : 1° L'une s'exerce constamment, obscurément, sans se faire remarquer, et constitue ce qu'on est convenu d'appeler des noms d'*exhalation*, d'*évaporation* ; 2° l'autre qui n'est que l'*exagération* de la première s'exerce à *certains* moments, et se révèle alors par les gouttelettes de sueur qui perlent sur le front, sur le visage, principalement pendant les chaleurs excessives, ou sous l'influence de certaines émotions morales. Bien plus, dans certaines fièvres, ou pendant la durée d'un exercice violent, toute la surface du corps est, comme vous ne l'ignorez pas, ruisselante et baignée de sueur. Tout le monde connaît cette deuxième forme et on la distingue de la première en lui donnant le nom de transpiration *sensible.*

L'exhalation et la transpiration sensible, s'exercent toutes les deux par de petites ouvertures ou *pores* dont tout le tégument de la peau est pour ainsi dire *criblé.* En outre, il sort encore de ces *pores* une matière *grasse, épaisse*, plus abondante surtout sous les aisselles, à la tête, et à la plante des pieds. Or, remarquez que les produits de l'exhalation et de la transpiration, ainsi que la *matière* grasse se déssèchent, souillent la peau, et forment sur sa surface une couche qu'on nomme vulgairement *crasse.* Mais cette *crasse* va obstruer les pores, empêcher par conséquent la transpiration de s'exercer librement, et altérer par cette entrave les conditions de la santé, d'où pour parer à ces inconvénients : la nécessité de ne point laisser accumuler cette crasse.

Une autre cause puissante peut également troubler la transpiration : vous savez tous quels graves dangers pour la santé succèdent à une suppression de sueur amenée brusquement par l'action d'un air froid, sec ou humide. De là l'utilité de formuler des règles pour obvier aux rigueurs de l'air et des intempéries atmosphériques. Voyons donc : 1° Quels sont les soins de propreté qu'exige la peau ; 2° Comment on doit se vêtir : ce sera la division de cette conférence.

L'habitude des bains est un des moyens les plus efficaces qui contribuent à produire les avantages de la propreté ; et cette pratique est tellement naturelle chez l'homme, que dès la plus haute antiquité, poussé par une sorte d'instinct, il s'est plongé dans l'eau afin de se débarrasser des impuretés qui s'accumulent sur son tégument, et pour rafraîchir son corps embrasé par les ardeurs de l'été. A Rome, au temps de la république, le peuple se baignait dans les eaux du Tibre, pendant que les riches Romains et les grands personnages tels que Cicéron, Pline, avaient organisé des bains domestiques où le luxe le plus grandiose avait été prodigué. Les peuples d'Orient ont depuis toujours conservé dans la construction de ces édifices des habitudes somptueuses qui rappelent celles des Romains et de la Grèce tout entière. Les Egyptiens, les Arabes, les Mahométans des divers pays ont de tous temps tenu la coutume de laver leur corps en si grand respect, que leur religion rend même obligatoire cette mesure de propreté. Les peuples du Nord se baignent aussi comme ceux du Midi, mais d'une façon un peu différente et appropriée à leur climat. Ainsi le bain Russe consiste à se placer d'abord dans des étuves chaudes, dont la température est portée quelquefois jusqu'à 50 ou 55 degrés. Une fois que la sueur ruisselle de toute la surface du corps, on l'entretient quelque temps avec des frictions rudes ou des flagellations avec des branches de bouleau. La peau une fois rouge, est aspergée d'eau froide ou même de neige ; après quoi, on s'expose de nouveau à la chaleur. On repasse souvent ainsi plusieurs fois de l'une à l'autre ; le résultat de ces procédés est la stimulation, l'excitation des fonctions de la peau, qui devient alors moins impressionnable au froid, grâce à ce moyen qui de plus exerce une action fortifiante sur tout l'organisme.

Dans nos climats tempérés l'usage des bains tièdes et chauds, des étuves chaudes ou humides, était également très-répandu autrefois. Pendant le moyen âge, cette coutume se perdit en partie, et à l'époque de la renaissance, si elle ne reprit pas grande faveur, il faut l'attribuer probablement à l'innovation du linge de corps, dont l'usage qui commençait à se répandre, remplaçait une des fonctions dévolues au bain, celle d'absorber les produits d'exhalation de la peau. Depuis deux à trois siècles, l'usage des bains devient de plus en plus général, et le nombre des établissements qui y sont consacrés augmente d'année en année. Grâce aux efforts qu'on fait pour populariser cette pratique éminemment hygiénique, les classes ouvrières commencent à en profiter. A Paris, les bains qui coûtaient autrefois 1 fr. et plus, sont successivement descendus à 75, à 60 et même à 45 centimes. Cette baisse de prix a été imitée dans presque toutes les grandes villes. Il est à désirer dans l'intérêt de la classe pauvre que l'on favorise l'établissement des bains à bon marché. L'Angleterre nous a devancés dans cette voie; il y a deux classes de bains pour les ouvriers. La première classe de bains chauds ne coûte que 40 centimes, la seconde 20 centimes.

Dans nos campagnes il n'existe pas de bains publics; dans certains villages on ne trouverait même pas une seule baignoire et l'on a souvent à gémir d'être forcé de se passer de ce moyen, non-seulement au point de vue hygiénique, mais encore dans des circonstances douloureuses, où les malades pourraient en retirer le soulagement et même la guérison de leurs maux. Ce fâcheux état de choses se prolongera encore longtemps, et il est fâcheux que, comme le promettait imperturbablement M. Mayor de Lausanne, ces inconvénients n'aient pas disparus avec son système balnéaire.

M. Mayor est un chirurgien distingué de la Suisse, mais en même temps un innovateur légèrement excentrique. En 1846, il publia une petite brochure ayant pour titre : *Les bains sans baignoires et ramenés à leur belle simplicité*, dans laquelle il annonçait que grâce à lui tout le monde allait jouir de la faculté de prendre des bains. Ce terrible docteur commence par proscrire la baignoire comme un meuble arriéré et caduc, et le remplace par un autre de sa façon, on ne peut plus commode, à la portée de toutes les intelligences, et de toutes les bourses, et applicable dans tous les lieux, à tous les individus sauf de très-rares exceptions. « Le résultat final d'un bain, dit-il, dépend si peu de la masse entière et souvent énorme du liquide qui le constitue, que la petite portion ou *mince couche d'eau* qui se trouve en contact immédiat avec la peau suffit pour la mouiller, tremper, détremper, modifier, impressionner, lessiver, ou.... baigner. » Partant de ce principe, pour prendre un bain à la Mayor, rien de plus facile en effet, il suffit pour cela de trouver du papier, du coton, de la laine ou des étoupes, de l'amadou, de la charpie, n'importe quelle substance qui s'imbibe d'eau, l'herbe même peut servir, et de maintenir de cette manière sur la surface du corps une couche d'eau quoique très-faible. Pour empêcher l'évaporation de l'eau on entourera le *porte liquide* d'une étoffe imperméable. Ainsi donc, ayez le soin d'avoir toujours une demi-aune d'étoffe imperméable dans votre poche, et ainsi munis, vous pourrez voyager, prendre votre bain en voiture, à cheval, dans la rue, à table, en dormant ce qui est extrêmement agréable.

Ici la baignoire ne porte plus le baigneur c'est le baigneur qui porte la baignoire en vaquant tranquillement à ses affaires. Une question qui pourrait vous inquiéter peut-être est celle du chauffage. M. Mayor y a pourvu. La quantité d'eau employée étant extrêmement minime, puisque avec deux ou trois litres d'eau on peut prendre un bain général, et avec un verre un bain de pieds, il suffira pour le chauffer d'une lampe à esprit de vin. Du reste, on n'aurait ni eau ni feu, qu'on trouve dans l'opuscule de M. Mayor la manière de se procurer immédiatement un bain chaud, sans bourse délier. Cela paraît un peu difficile. Pas le moins du monde.

Chacun sait que le corps de l'homme contient des liquides chauds qu'il peut excréter à volonté..... Vous comprenez... Lorsque dans les catalogues des librairies vous rencontrerez l'annonce pompeuse *des bains sans baignoires*, vous saurez que c'est contre l'inutilité de cette lecture que j'ai voulu vous prémunir.

Le système balnéaire de M. Mayor ne favorisant donc pas précisément la propreté de la peau, quelle ressource reste-t-il à ceux qui (habitant la campagne) n'auront pas la faculté d'entrer dans une baignoire? ils devront remplacer les bains tièdes, en été, par les bains de rivière ou les bains de mer, quand ils habiteront à proximité de ces eaux naturelles, et en hiver, par des ablutions journalières et étendues à toute la surface du corps.

Les bains froids, dans la saison chaude de nos climats tempérés sont très-salutaires, ils rafraîchissent, diminuent la transpiration, et donnent du ton à l'organisme.

Mais, pour déterminer des effets encore plus puissants, il est nécessaire que celui qui est plongé dans l'eau exécute des mouvements, et, à cet égard ceux qui constituent la natation sont excellents. Ces bains doivent être courts, et ne jamais être assez prolongés pour déterminer la sensation de frisson, et le claquement des dents. L'immersion dans l'eau froide après de violents exercices qui ont amené une transpiration abondante, doit être évitée avec soin. Le travail de la digestion doit être terminé quand on se plonge dans un bain quelconque, tiède ou froid. L'omission de cette précaution est chaque année la cause d'accidents nombreux: il faut au moins trois heures d'intervalle entre la fin d'un repas et un bain. En été les bains froids ne conviennent pas seulement à ceux qui sont privés durant le reste de l'année des bains tièdes, mais les personnes à tempérament sanguin et celles à tempérament lymphatique en retirent de très-bons effets. Chez les premières ces bains leur enlèvent une partie de leur calorique qu'ils ont en excès, et chez les secondes ils ont une action tonique, à la condition d'être courts, de dix minutes au plus, pour que la réaction puisse se faire avec facilité. Les bains de mer réussissent encore mieux chez ces dernières par la stimulation que donne à la peau le mouvement des vagues, et par la composition saline de ces eaux.

Les bains tièdes ou frais conviennent surtout aux individus nerveux : ils doivent être médiocrement chauds pour ne pas trop affaiblir. Ce sont les bains qu'on prend dans les baignoires et qui sont destinés aux soins de propreté.

Ces bains doivent être employés le plus souvent possible, en moyenne tous les quinze jours en hiver, et tous les huit jours dans les autres saisons. En les quittant, on doit éviter de se refroidir, et pendant l'hiver s'essuyer avec des linges chauds. Dans la saison froide, ces bains doivent être pris à domicile, et il est bon de les prendre le matin en sortant du lit et de se recoucher ensuite un instant.

Aux jeunes enfants et aux vieillards les bains tièdes ou frais conviennent seuls à cause de leur grande susceptibilité pour le froid.

Pour être propre il ne faut que de l'eau, ainsi il n'y a pas d'excuse pour manquer à ce devoir ; je dis ce devoir, car de la propreté dépend la fraîcheur et de la fraîcheur la santé. Un homme qui n'est pas propre est repoussant, une femme sale est une monstruosité. Que ceux qui ne peuvent pas faire usage des bains, se lavent donc tout le corps tous les jours, s'ils le peuvent, mais au moins une fois par semaine.

La figure et les mains doivent être lavées plusieurs fois par jour, la figure matin et soir, et les mains toutes les fois qu'on va se mettre à table. C'est en ces lavages de la tête aux pieds que consistent les ablutions ; (Le *sponge bæth* des Anglais) elles doivent être toujours froides en hiver comme en été pour les jeunes gens et les adultes, et dans ces cas elles sont encore un excellent moyen tonique qu'on ne saurait trop conseiller aux personnes débiles. J'ai vu maintes fois cette pratique seule produire des résultats merveilleux lorsque une foule de médicaments avaient été employés en vain pour remonter les forces de sujets épuisés.

A l'eau fraîche, le plus efficace et le meilleur des cosmétiques, on peut ajouter pour nettoyer la peau l'usage des savons de toilette. Les eaux distillées et les vinaigres aromatiques qu'on ajoute pour parfumer l'eau n'ont aucun inconvénient, mais ceux qui ont des soins raffinés pour leur toilette (ce qui ne convient guère à des jeunes gens sérieux) doivent se méfier des préparations imaginées par les chimistes et les parfumeurs.

Le nombre des compositions, des prétendus trésors inventés pour embellir le teint, lustrer et embellir la peau est infini. La parfumerie pour mieux tromper la foule colle l'étiquette *hygiénique* sur tous ces produits. Mais l'hygiène n'a rien de commun avec ces parfums, ces cosmétiques, ces essences, soi-disant *hygiéniques*, elle répudie toutes ces découvertes, plus souvent dangereuses que bienfaisantes, toujours nuisibles à la santé, en même temps qu'insuffisantes à produire le résultat qu'elles annoncent et que leur acheteur désire.

Une élégante propreté sans prétention et une simplicité sans étude peuvent seules embellir les traits ou en effacer la laideur pendant la jeunesse. Quant à la vieillesse, la vertu, l'esprit et les connaissances font respecter ses rides.

Vous connaissez les inconvénients qui résultent de la malpropreté de la tête; les cheveux doivent être démêlés et peignés tous les matins pour enlever la poussière qui s'y attache et les sécrétions dont nous avons parlé. Pour débarrasser la tête de ces pellicules blanches qui s'y forment continuellement il faut la laver souvent. Le peigne et la brosse sont les seuls instruments dont la chevelure réclame l'usage; les pommades sont inutiles pour la conserver, et surtout pour lui redonner ce qu'elle a une fois perdu. Il n'existe, malgré les annonces de tant de charlatans, aucune pommade capable de prévenir la calvitie ou de faire repousser les cheveux. C'est là l'opinion de M. Cazenave, un très-habile médecin qui a composé un excellent traité des maladies du cuir chevelu. Il recommande, lorsque les cheveux tendent à tomber, mais ne le sont pas encore ou ne le sont que partiellement, d'avoir recours à des pommades qui ont pour base soit le sulfate de quinine, soit le tannin, auxquels on ajoute de plus des baumes ou quelques huiles essentielles.

Dans ces derniers temps encore, un artiste enthousiaste croyait avoir inventé une composition au moyen de laquelle les cheveux devaient renaître. Cet inventeur trouva facilement des crânes chauves à l'institut et à l'académie de médecine, (car les cheveux tombent facilement par l'effet des excès d'études) et parmi le nombre quelques-uns consentirent à faire l'essai du spécifique toujours *souverain* : peine inutile, espoir déçu ! pas un seul cheveu nouveau ne vint récompenser six grands mois de patientes épreuves.

Nous voici arrivés maintenant à la seconde partie de

notre leçon : Pour entretenir l'activité et l'exhalation régulières de la peau, comment doit on se vêtir ?

L'homme, dès les premiers instants qui suivirent sa chute, a éprouvé le besoin de voiler sa nudité et de garantir la surface de son corps des influences extérieures auxquelles il allait être exposé. Telle fut l'origine des vêtements qui d'abord faits grossièrement avec des matières végétales et ensuite avec des matières animales (telles que les peaux, les fourrures) se perfectionnèrent progressivement à mesure que marchait la civilisation. Toutes les substances travaillées qui entrent aujourd'hui dans la confection des étoffes qui servent à nous vêtir sont tirées du règne végétal et du règne animal. Le premier fournit le chanvre, le lin, le coton, la paille de quelques graminées qu'on emploie pour faire des chapeaux. Dans le second règne on y trouve la laine, les poils fins et soyeux de plusieurs animaux, la soie fournie par les vers à soie, et dont l'usage ne remonte pas au delà de quelques siècles.

Tout le monde sait comment le *Bombyx du mûrier*, originaire de la Chine, a été introduit et s'est répandu en Europe; comment il a été propagé en France par Henri IV, sous l'inspiration du célèbre agronome Olivier de Serres; comment il est devenu la source de l'une des plus immenses industries et du luxe des vêtements et des ameublements que l'on admire chez les nations civilisées.

Toutes ces substances ont des qualités diverses et qui les font adopter de préférence en telle ou telle saison. Ainsi tout ce qui est de laine, comme le drap, le mérinos tient plus chaudement que ce qui est de soie ;

les vêtements de soie, plus que les calicots et les indiennes qui sont de coton ; et ceux de coton plus que les toiles et les batistes, qui sont de lin. Le cuir et les peaux parées viennent après la laine pour garantir du froid. Dans les saisons froides il faut prendre des vêtements chauds, et dans la saison des chaleurs user des tissus légers. C'est à tort que certains médecins ont prétendu qu'on pourrait garder toute l'année la même nature de vêtement sans préjudice pour la santé. A votre âge, ce qu'il y a de mieux à porter, en hiver ce sont les vêtements de laine, moelleux, et assez souples pour ne pas gêner les mouvements, en été, ceux en toiles, fil et coton.

La forme des vêtements varie selon les caprices de la mode dont tout le monde se plaint, et à qui on n'en obéit pas moins servilement. La France, Paris surtout, est considéré comme la terre classique de la mode, celle-ci gouverne tout, renverse le lendemain ce qu'elle a élevé la veille, heurte le bon sens, contrecarre l'hygiène et donne le ton à l'Europe. J'ai lu, il n'y a pas longtemps une lettre persane où Rica peint ainsi ses impressions personnelles : « Je trouve, dit il, les caprices de la mode, chez les Français, étonnants.... quelquefois les coiffures montent insensiblement, et une révolution les fait descendre tout à coup. Il a été un temps que leur hauteur immense mettait le visage d'une femme au milieu d'elle-même ; dans une autre, c'étaient les pieds qui occupaient cette place ; les talons faisaient un piedestal qui la tenait en l'air. Qui pourrait le croire ? les architectes ont été souvent obligés de hausser, de baisser et d'élargir leurs portes, selon que les parures des femmes exigeaient d'eux ce changement, et les règles de leur art ont été asservies à ces caprices. On voit quelquefois, sur un visage, une quantité prodigieuse de mouches, et elles disparaissent toutes le lendemain. Autrefois les femmes avaient de la taillé et des dents ; aujourd'hui il n'en est pas question.

Dans cette changeante nation, quoi qu'en disent les mauvais plaisants, les filles se trouvent autrement faites que leur mères. » Ces récriminations qui ont été écrites en 1717 ont toujours le mérite de l'actualité, et cela dans tous les temps antérieurs et présents. Maîtrisée par la mode, rien ne coûte à la femme quand il s'agit d'adopter les lois de ce tyran capricieux, et la santé n'est plus comptée pour rien si elle est placée en opposition avec une vaine parure. Aussi l'hygiène aurait mauvaise grâce de leur donner des conseils, et elle doit se tourner du côté du sexe fort qui ayant moins besoin de ses avis les suit par conséquent beaucoup mieux. En effet la disposition générale des vêtements de l'homme est à notre époque aussi essentiellement hygiénique que celle des vêtements féminins est mauvaise et défectueuse. Examinons les pièces les plus importantes qui composent notre habillement, et nous verrons que des changements importants s'y trouvent maintenant introduits.

Le pantalon, qui autrefois s'arrêtait aux genoux recouvre à présent les jambes ; il est supporté par des bretelles, usage infiniment préférable à la ceinture, qui en comprimant la base de la poitrine, gêne son développement, empêche les mouvements de la respiration, et trouble la digestion. L'attache du pantalon ou mieux de la culotte autour du genou déterminait des varices, des ulcéres variqueux généralement incurables.

Le gilet composé autrefois d'étoffes légères, est actuellement en tissus de drap qui conservent très-bien la chaleur. L'habit a été allongé de manière à faire la rédingote qui a plus d'ampleur et protége le ventre et la moitié supérieure des jambes.

On a imaginé le paletot ou par-dessus qui est très-utile pour se mettre à l'abri des changements brusques de température. La blouse réunit a peu près les mêmes avantages pour les professions à travail manuel en attendant que le bas prix des étoffes de drap permette de vulgariser l'habit surnumméraire sus-nommé.

Le manteau, le caban qui jouissent des mêmes propriétés sont plus lourds à porter , et ne conviennent guère que lorsqu'on voyage, à cheval ou en voiture.

Pour l'emploi des chaussures il faut chercher des bottes ou bottines qui n'emprisonnent pas le pied, en insistant surtout sur l'adjonction , pendant les temps froids et humides, de doubles semelles dont l'une est en liége. Ces souliers ne sont pas aussi élégants que les minces chaussures des femmes, mais ils maintiennent les pieds chauds et secs, et si les dames marchent d'un pas plus léger, n'envions pas trop leur sort, puisque c'est pour aller au-devant des rhumes et des catarrhes ; on tousse, il est vrai , mais on montre un pied si joli, si mignon.....

Le tact hygiénique dont les hommes font preuve pour le choix des divers vêtements qui composent leur costume se trouve toutefois en défaut à l'égard des couvre-chefs, et d'une certaine cravatte nouvellement introduite et connue sous le nom de cache-nez.

Les Grecs et les Romains ne se couvraient la tête que dans des circonstances exceptionnelles; à la guerre, en voyage, ou bien quand ils étaient malades; il en était de même des Gaulois. C'est au règne de Charles VIII, que le chapeau fit invasion. A notre époque ce genre de coiffure connue vulgairement sous le nom de *tromblon, poële, tuyau de cheminée*, est tout ce qu'on peut imaginer de plus disgrâcieux et de plus anti-hygiénique. Le chapeau noir ne recouvre que très-incomplétement la tête, préserve très-mal les yeux de l'action des rayons solaires, ne protége pas les oreilles et comprime le front. Aussi c'est avec beaucoup de raison que s'affranchissant de la mode, à la campagne on a pris l'habitude en hiver des chapeaux de feutre gris et légers, en été des chapeaux de paille que nous portons tous et qui constituent un genre de coiffure bien préférable au chapeau dit *habillé*.

Le cache-nez n'est pas autre chose qu'un nid de rhumes et d'angines. L'habitude de se couvrir le cou, rend cette partie tellement impressionnable au froid, que lorsque accidentellement, on vient à la découvrir, on a grande chance de contracter ces maladies, qui sont presque inconnues chez les peuples qui n'ont pas même adopté la coutume de porter des cravates.

Vous voyez, Messieurs, combien l'hygiène est minutieuse; elle ne dédaigne pas de descendre dans les plus infimes détails de la vie, car c'est la somme de ces petits riens qui produit un *tout* gros de conséquences. Si les maisons comme les empires s'en vont par les dépenses insignifiantes mais répétées, la santé, elle aussi, doit plus se défier de ces petits ennemis faibles mais tenaces, que des grands assauts que les autres lui livrent.

SIXIÈME LEÇON.

DU TABAC. — SON ORIGINE. — SON INFLUENCE FUNESTE SUR LA SANTÉ, L'INTELLIGENCE, LA SOCIÉTÉ ET LA FAMILLE. DANGERS DE RESPIRER L'ATMOSPHÈRE DES CABARETS ET DES CAFÉS.

MESSIEURS,

Condorcet, *dans son tableau des progrès de l'esprit humain,* va jusqu'à dire que l'hygiène fera disparaître la plupart de nos maladies, et qu'il arrivera un jour où la mort ne sera plus que l'effet d'accidents extraordinaires, ou la destruction de plus en plus lente des forces vitales. Pour atteindre ce but qui est l'idéal de sa mission, l'hygiène a de grands obstacles à vaincre ; à chaque pas se dressent devant elle, pour entraver sa marche ascendante, des ennemis irréconciliables, et vous allez être bientôt convaincus que parmi eux le tabac est un des plus puissants adversaires qu'elle rencontre. Le tabac est un tyran qui ne date pas d'hier, puisque, au dire de quelques historiens, son origine est aussi ancienne que le Nouveau-Monde. Quand les Espagnols pénétrèrent pour la première fois en Amérique, le tabac que les habitants appelaient *petun*), et qu'ils appelèrent eux du nom de Tabago en raison de ce qu'ils virent tout d'abord cette plante aux environs d'une ville ainsi dénommée) n'était employé que dans des circonstances extraordinaires, ou contre certaines maladies. Selon le récit de certains voyageurs, à la mort d'un cacique, les Natchez immolaient et enterraient avec lui un certain nombre de favoris, de femmes et d'esclaves ; ils faisaient auparavant avaler aux victimes de cette barbare coutume plusieurs morceaux de tabac, pour produire une sorte d'insensibilité. Les prêtres du grand dieu Kiwara ne manquaient jamais d'en respirer la fumée, lorsqu'ayant à faire des prédictions, ils voulaient paraître aux yeux de la foule dans un état d'exaltation mentale qui faisait croire à l'assemblée qu'ils étaient possédés du don de divination. Témoin des effets de ces vapeurs enivrantes, un missionnaire Espagnol du nom de Fray Romano Pane, que Christophe Colomb avait transporté pour convertir au christianisme les Américains, eut l'idée d'en envoyer de la graine à Charles-Quint son souverain. C'était en 1518 qu'eut lieu de cette façon l'introduction de cette culture en Europe. L'île de Cuba eut d'abord le monopole de l'exploitation, mais le Portugal ne tarda pas à suivre l'exemple de l'Espagne en cultivant aussi le tabac dans plusieurs endroits du Brésil, pendant que les Anglo-Américains, à l'instigation de l'amiral Dracke, se mettaient à défricher en partie les déserts de la Virginie et du Maryland pour se livrer à cette culture. Bientôt l'usage du tabac devint général chez les indigènes du Nouveau-Monde, chez leurs conquérants, et dans une partie de l'Europe. La France cependant était restée complétement étrangère à cette coutume, lorsqu'en 1560, Jean Nicot ambassadeur de notre patrie à Lisbonne eut l'idée d'expérimenter sur lui la poudre de tabac contre la migraine, et d'en expédier à la reine Catherine de Médicis, comme un spécifique certain contre cette maladie. Jusqu'alors le tabac n'avait été employé dans les pays qui en usaient, que sous forme fumigatoire, mais à l'exemple de la reine et de François II, son fils, on vit la cour et la ville priser et sous le règne de Louis XIII et de Louis XIV il était, pour ainsi dire, d'étiquette de se présenter devant le roi avec les attributs du priseur.

Cette innovation fut loin d'être aussi bien accueillie dans les autres états où les princes voulaient rester exclusivement fidèles au système fumigatoire; le sultan Mahomet IV défendit la prise sous peine de mort; un grand duc de Moscovie faisait pendre sans autre forme de procès tous ses sujets qui étaient trouvés la prise à la main. Avec un peu plus d'indulgence, un roi de Perse se bornait à faire couper l'organe qui avait failli, et tous les priseurs étaient condamnés à avoir le nez tranché. Jacques Ier d'Angleterre, et Christian IV de Danemark édictaient la peine du fouet, tandis que le pape Urbain VIII excommuniait par une bulle tous ceux qui prenaient du tabac dans une Église.

En France l'on ne fumait pas encore, mais l'usage, de la fumée du tabac n'avait jamais eu à subir aucune proscription; aussi sous Louis XIV qui ne fumait pas, mais qui tolérait les fumeurs, la pipe fit son entrée à la cour dans la personne de l'illustre marin Jean Bart. Les marins se donnaient depuis longtemps les plaisirs de la pipe et de la chique alors que l'armée de terre ne les connaissait pas. Mais sous le ministre Louvois, pendant la guerre de Hollande, au siége de Maestricht, le soldat à son tour devint fumeur.

Depuis cette époque le nombre des adeptes est

toujours allé grandissant, et aujourd'hui ce n'est plus seulement la marine, l'armée, mais tous les rangs, toutes les classes de la société qui sont tributaires du tabac.

Il n'y a pas jusqu'à l'enfant qui n'aspire à lancer sa bouffée de vapeur, et on sait que les jours de sortie, loin de la surveillance paternelle de ses maîtres, plus d'un écolier brave les vertiges, les nausées, les vomissements et tous les malaises, pour se donner la satisfaction de pouvoir dire à ses camarades, avec un certain air de crânerie : Et moi aussi j'ai fumé. En vérité, quel bel exploit ! voilà ce qu'au XIXe siècle la jeunesse française accueille comme le type des divertissements ! une coutume qu'un peuple sauvage a léguée à l'Europe civilisée ! un esclavage abrutissant qui mène les peuples à la décadence !...

Vous êtes-vous jamais demandé : comment se fait-il qu'une plante d'une odeur vireuse, d'une saveur âcre et repoussante, qui provoque, chez ceux où l'habitude n'a pas neutralisé ses effets redoutables, les accidents les plus graves et même la mort; comment une pareille drogue a pu devenir en quelque sorte un objet de première nécessité, dont la privation n'est pas moins insupportable pour quelques individus que celle des aliments? C'est ici le lieu de le rechercher.

Première cause : L'existence a des aspects sévères, des luttes, des désenchantements, des regrets. des défaillances morales contre lesquels les âmes fortes se roidissent : quels que soient les malheurs qui l'accablent, les dangers qui le menacent, les humiliations qui l'abreuvent, les vengeances dont il peut devenir la victime, le philosophe chrétien considérant la vie comme une épreuve, une expiation, sait souffrir à l'exemple du divin Maître, et attendre mieux de l'avenir.

Mais ceux qui nient une justice providentielle, qui n'admettent ni récompense des actions vertueuses, ni punition des mauvaises, pourquoi se résigneraient-ils à souffrir? pour l'homme sans croyance la jouissance devient un droit et presque un devoir. Alors pour résister aux tristesses qui s'attaquent plus ou moins à tous les cœurs, pour combattre les sombres désespoirs de l'âme, le sceptique éprouve le besoin de se faire une vie cérébrale factice, de demander à l'ivresse l'oubli, aux narcotiques des sensations qui engourdissent la douleur, et mettent un voile entre eux et les âpres sévérités de la vie. Et tandis que l'ingestion du haschich transporte l'Arabe dans un monde idéal; que le Turc et le Chinois s'empoisonnent avec l'opium, que le Taïtien s'abrutit avec le kava, l'Européen devenu le sujet famélique et soumis de sa pipe, le regard atone, l'œil à demi recouvert par une paupière paresseusement tombée, abdique son intelligence en lançant des spires de fumée qu'il regarde s'élever avec des yeux hébétés.

Deuxième cause : Napoléon qui avait mieux à faire qu'à fumer, voulut une seule fois essayer, en compagnie seulement de Constant son fidèle valet de chambre, une magnifique pipe qu'il venait de recevoir en cadeau de l'ambassadeur de Perse, et sa déception fut telle, qu'il prit dès lors, et pour toujours, horreur de la pipe : il disait qu'un pareil plaisir n'était bon qu'à empoisonner les gens ou à désennuyer les fainéants.

Les oisifs, les fainéants, ceux qui s'ennuient et cherchent à *tuer le temps* forment en effet la *deuxième série* des tributaires du tabac. Des habitudes de travail contractées dès l'enfance, une vie occupée utilement sont des préservatifs bien autrement puissants contre l'ennui.

Troisième cause : Enfin il existe une *troisième catégorie* qui se compose de ceux qui, soit par esprit d'imitation, soit pour suivre la mode, ou dans la crainte de paraître ridicules par leur abstention, ne dédaignent pas de fumer à l'occasion.

L'influence du tabac, si l'usage en est *très-modéré*, est à peu près nulle, surtout si l'on est certain d'être le maître de renoncer à cette habitude. L'abus du tabac doit être au contraire sévèrement jugé, et nous ne saurions trop vous instruire de ses funestes conséquences au point de vue *physique*, *intellectuel*, *des relations de société*, et *des liens de famille*.

1° *Effets physiques de l'abus du tabac.*

Pour apprécier à leur juste valeur ces effets; il convient de tenir compte du mode de consommation du tabac. La *prise*, il faut bien le reconnaître, entraîne beaucoup moins de dangers que la *chique* et la *pipe* ; cependant l'usage du tabac prisé finit souvent par émousser et quelquefois même anéantir la sensibilité de l'organe de l'odorat. Chez beaucoup de personnes, la déplorable habitude qu'elles prennent de bourrer à chaque instant de la poudre de tabac dans leur nez, entretient sur la membrane muqueuse un état de gonflement et un mal de tête continuel qui en est la conséquence. Quelquefois, dans les hôpitaux, nous voyons les dartres rongeantes du nez et du visage ne pas reconnaître d'autres causes. D'un autre côté, l'usage modéré de la *prise* peut être avantageuse dans certaines maladies chroniques des yeux, contre les douleurs violentes de tête, et dans toutes les maladies où l'usage des sternutatoires paraît indiqué.

Rien n'égale les effets dangereux de la *chique* sur l'estomac et ils sont d'autant plus redoutables que l'on est à jeun. Notre célèbre philosophe Malebranche, qui, dans la dernière année de sa vie avait pris l'habitude de *chiquer*, mourut d'un cancer de l'estomac. Le professeur Petit Radel, qui avait servi longtemps en qualité de médecin de la marine impériale, et qui ne se faisait faute ni de la *chique* ni de l'*absinthe*, mourut jeune encore d'un cancer des intestins.

Les *fumeurs* ont en général les gencives et les lèvres plus ou moins rouges et enflées ; leurs dents deviennent d'abord jaunes, puis s'altèrent à la longue dans leur émail, se découronnent, et finissent par être envahies par la carie. Un autre accident bien autrement grave qui résulte de l'abus de la *pipe* ou du *cigare* : c'est le cancer des lèvres.

Cette observation a été faite par les plus illustres maîtres de la chirurgie contemporaine, tels que : Velpeau, Bouisson, Larrey, Leroy d'Etiolles. D'après une statistique de ce dernier, il est certain que le cancer des lèvres qui figure à peine pour 1 pour 100 chez la femme, compte pour plus de 1|26 chez l'homme. Nous avons entendu nous même l'éminent Velpeau assurer que le cancer des lèvres a lieu le plus ordinairement du côté de la bouche affecté à l'usage de la pipe ou du cigare. Presque tous les grands fumeurs ont le teint plus *animé*, les yeux rouges, une expression de physionomie fatiguée, et deux rides plus ou moins profondes qui partent des *commissures* des lèvres et se dirigent vers le menton. Ils se plaignent habituellement d'un sentiment de chaleur et d'ardeur de la bouche et du gosier, et ils avouent que leurs digestions sont lentes et pénibles. A ces symptômes viennent se joindre des désordres dans les organes des sens, l'ouïe et la vue surtout. M. Bonnafont a constaté la fréquence de la surdité chez les individus livrés aux excès de tabac, et dans ces derniers temps deux oculistes très-distingués, MM. Sichel de Paris, Hutchinson de Londres, ont publié des exemples frappants, et qui prouvent sans nul doute que, dans les cas qu'ils signalent, l'abus du tabac a produit la perte complète de la vue. Les expériences de M. Cl. Bernardont démontre surabondamment les effets de la nicotine sur les centres nerveux, et après cela on est nullement surpris, de voir le tremblement sénile, l'épilepsie être occasionnés par cette seule cause. Sir Charles Hastings dit n'avoir jamais vu de cas d'épilepsie aussi grave que celui d'un enfant de douze ans qui avait pris l'habitude de fumer outre mesure depuis deux ans. Avant de connaître ce renseignement on l'avait traité par une multitude de remèdes restés tous inefficaces ; mais dès qu'il fut possible de mettre un terme à sa déplorable passion, il put guérir promptement de sa maladie. Là ne s'arrêtent pas encore les effets physiques de l'abus du tabac ; un très-grave et très-savant académicien, M. Jolly, a récemment lu devant l'académie de médecine un mémoire sur le tabac dans lequel il n'hésite pas à attribuer à l'usage abusif de cette plante l'accroissement de la folie paralytique.

C'est un fait d'autant plus sérieux qne la consommation du tabac augmente constamment. « En 1832 d'après M. Jolly l'impôt fiscal du tabac ne rapportait encore au trésor que 28 millions, chiffre resté presque invariable depuis 1792, les deux tiers étant attribués au tabac à priser et le tiers au tabac à fumer.

En 1842 le tabac donnait déjà un revenu annuel de 80 millions, dont le tiers seulement en tabac à priser, les trois quarts environ pour le tabac à fumer. En 1852 le revenu du tabac s'élevait à près de 120 millions dont un quart au plus pour le tabac à priser, les trois quarts environ pour le tabac à fumer. En 1862 le chiffre du revenu du tabac a pu s'élever à 180 millions dont un cinquième à peine pour le tabac à priser, le reste pour le tabac à fumer. En 1864, on *espère* encore mieux ; ce qui revient à dire qu'il faut encore *craindre* davantagedans l'intérêt de l'hygiène.

2° *Effets intellectuels de l'abus du tabac.*

Au point de vue intellectuel, l'abus du tabac entraîne des préjudices non moins graves , et tous les auteurs constatent l'influence dépressive qu'il exerce sur la mémoire.

Ainsi à l'école polytechnique où il est permis aux élèves de fumer, l'on peut compter, chaque année au terme des études, autant de *fruits secs* que d'élèves qui se sont spécialement fait remarquer dans la culture de la pipe ou du cigare. Je pourrais vous citer de nombreux exemples d'individus qui ont fini par perdre complétement la mémoire des mots communs ou des noms propres, je me bornerai à vous rapporter le suivant qui est très-expressif et que j'emprunte à M. Fonssagrives. « Un de mes amis, raconte-t-il, médecin très-occupé et très-passionné en même temps pour le travail et pour le cigare, ne donnait à cette sensualité que le temps que lui laissaient ses travaux de cabinet et la clientèle. Sa mémoire déclinait un peu, mais il s'y résignait comme à la déchéance naturelle d'une faculté qui s'amoindrit avec le temps. Une gastralgie le conduisit à Vichy ; là l'inaction absolue l'amena, à son insu, à l'abus du tabac. Au bout de quinze jours, il y avait un affaiblissement considérable de la mémoire, et un matin, elle lui fit complétement défaut au moment où il cherchait à se rappeler le nom d'un de ses enfants. Il s'inquiéta d'abord, puis oublia. Revenu chez lui, il reprit sa vie ordinaire et ses occupations l'éloignèrent de l'abus du cigare. Tout symptôme d'amnésie disparut. Le fait de Vichy restait inexpliqué. Un an plus tard, et dans les mêmes conditions d'inaction et d'abus, le fait se reproduisit et avec des caractères plus menaçants. La lumière se fit dans son esprit ; il incrimina le tabac, y renonça par un effort qui ne fut pas sans mérite ; son sevrage fut laborieux, mais il en fut récompensé par le retour plein et complet de sa mémoire. Cette faculté a repris chez lui une puissance relative, au lieu de décliner comme elle aurait dû le faire sous l'influence des années. » Avis aux fumeurs qui aiment leur intelligence plus qu'ils n'aiment la fumée.

3° *Au point de vue des relations de société, et de la famille.*

Les *inconvénients du tabac* méritent d'être également pris en sérieuse considération. « L'habitude de fumer, dit très-justement le docteur Druhen, a porté une atteinte grave aux relations de société ; car c'est elle qui a donné naissance aux estaminets, aux casinos, aux cercles et à tous ces lieux de réunion où chaque jour les hommes vont en nombre toujours croissant, sacrifier au culte de la pipe et du cigare. L'idée d'association pour la lecture des revues et des journaux n'est que secondaire. On se réunit pour fumer, puis cette distraction finit par en appeler d'autres. On boit quelquefois, on joue par occasion, on évite peu à peu la compagnie des femmes et des vieillards, on regarde comme arriérés les hommes qui se comportent autrement, et c'est ainsi que se perd sensiblement le goût des conversations instructives dont l'histoire, la littérature, la politique, les questions d'actualité, d'intérêt public ou local font les frais, et dont la politesse et l'esprit français faisaient le principal assaisonnement. »

J'ajoute que l'habitude de fumer est un dissolvant de l'esprit de famille, et que la préférence que les hommes accordent aux estaminets et aux cercles a contribué dans une large proportion au relâchement des liens domestiques. En s'accoutumant aux discussions animées, qui font la vie de ces réunions, aux jeux variés qui les distraient, à l'atmosphère échauffante que l'on y respire, aux boissons stimulantes qu'on y consomme, on en vient à trouver fades et insipides et les causeries intimes du foyer, et les jeux naïfs des enfants, et tout ce qui se rattache à la vie de famille.

Le cabaret est le corollaire de la pipe comme le café ou le cercle est celui du cigare. Le séjour prolongé dans ces lieux publics est loin d'être sans dangers, et on sait qu'un grand nombre de personnes, surtout des femmes et des enfants, ne peuvent séjourner quelque temps dans ces milieux alcoolisés et nicotisés, où se joint encore l'action d'une température élevée, sans éprouver des maux de tête, des nausées, des étourdissements, même des syncopes. Cette atmosphère ne peut être que nuisible à la santé, et pour le prouver, il suffit de dire que la fumée de tabac tient elle-même en suspension une certaine quantité de nicotine, poison violent qu'un habile chimiste M. Melsens, a su mettre à nu dans des proportions nécessairement variables suivant le volume du gaz analysé et la qualité de tabac mis en usage, et qu'il évalue en moyenne à 7 1|0 pour cent. Pour convaincre les plus incrédules sur la puissance des effet toxiques de la vapeur du tabac, permettez-moi de vous citer un fait que j'ai lu dans le *Journal de chimie et de Toxicologie, tome XV*,

« Un jeune homme de dix-sept ans était venu voir son oncle, attaché au service d'une ferme où il occupait une chambre étroite et peu aérée. L'oncle rentra le soir en compagnie de deux camarades et tous trois se mirent à fumer jusqu'à minuit ; l'atmosphère de la chambre était tellement chargée de fumée de tabac, qu'on se voyait à peine ; les deux compagnons s'étant retirés, l'oncle se mit en mesure de se coucher auprès de son neveu ; mais au moment où il entrait dans son lit, il s'aperçoit que le pauvre enfant est tout froid. Il appelle de tous côtés, l'on accourt, et, après quatre heures de vains efforts pour le rappeler à la vie, il succombe à tous les accidents d'asphyxie et de congestion cérébrale. »

Vous paraissez étonnés, Messieurs, des propriétés énergiques du tabac avec lequel on *joue* pour ainsi dire ; eh bien sachez que cette substance qui n'a de comparable, pour sa puissance toxique que le curare et l'acide prussique, a dû être abandonnée par la médecine comme le plus redoutable des remèdes végétaux.

Une simple infusion de quelques feuilles de tabac, prise en lavement a pu donner la mort, au grand étonnement de ceux qui avaient crû pouvoir la conseiller. Des feuilles sèches de cette plante appliquées simplement sur la peau ont également produit des accidents plus ou moins graves d'empoisonnement.

Quelques gouttes d'huile essentielle de tabac, une seule goutte même tue comme la foudre l'animal le plus vigoureux ainsi que l'a constaté M. Mélier. Tel parait avoir été le sort de notre célèbre poëte Santeuil, qui dans un repas de joyeux amis, fut frappé d'une mort presque instantanée, après avoir bu avec confiance, et d'un seul trait, un verre de vin d'Espagne dans lequel un imprudent convive avait pris plaisir à verser tout le contenu de sa tabatière.

Les dangers de l'abus du tabac étant donc bien démontrés, quel remède apporter au mal? vouloir supprimer radicalement le tabac est impossible. On ne peut avoir cette prétention à l'égard de ceux qui courbent leur front sous la tyrannie de cette habitude ;

mais on peut leur conseiller de fumer peu, de ne se servir que de pipes à réservoir et à long tuyau, et de faire usage de bouts ambrés pour le cigare. Ils doivent avoir soin de ne fumer *habituellement* qu'en *plein air*, de consommer de préférence les tabacs du Levant, de Grèce, des Arabes, du Paraguay, du Brésil et autres qui ne contiennent qu'une faible proportion de nicotine. Encore une bonne précaution à prendre, c'est de se lotionner la bouche après avoir fumé...... Je m'arrête Messieurs, ces conseils seront inutiles pour vous assurément; je vous ai montré assez longuement les inconvénients de cette habitude pour que vous n'alliez pas vous y exposer de gaîté de cœur. Je vous ai dit, il est vrai, que ceux qui usent *très-modérément* du tabac, et qui peuvent s'en passer, lorsqu'ils le veulent, n'ont rien à redouter de cette plante; mais l'habitude, dit Maine de Biran, est une pente où l'on glisse sans s'en apercevoir et sans y songer. Pour ne pas s'exposer à franchir les limites qui bornent l'excès, le plus sûr est de ne pas s'aventurer dans cette voie. Vous avez, je vous l'ai dit, d'autres moyens plus nobles et plus relevés pour résister à l'ennui et à la tristesse. Si jamais vous étiez tentés de contracter cette funeste habitude, si surtout des camarades moins instruits en hygiène que vous, cherchaient à vous entraîner par leur exemple, pour vous retenir sur cette pente, rappelez-vous ces paroles par lesquelles je termine cette leçon et qui sont tombées de la plume d'un illustre professsur de la faculté de Montpellier : «Quand le peuple sera plus instruit, il fumera moins, le livre et la pipe sont antagonistes : « ceci tuera cela ».

SEPTIÈME LEÇON.

DU MARIAGE ; SON ORIGINE DIVINE. — UNITÉ, INDISSOLUBILITÉ, SAINTETÉ DE CETTE UNION. — DES MÉSALLIANCES HYGIÉNIQUES RÉSULTANT DE L'AGE, DE LA PARENTÉ OU CONSANGUINITÉ, ET DES MALADIES HÉRÉDITAIRES DES CONJOINTS. — LES INTERDICTIONS CANONIQUES MATRIMONIALES BASÉES SUR LES PLUS SAINES NOTIONS DE L'HYGIÈNE.

MESSIEURS,

Un acte de la volonté du Très-haut avait fécondé le néant, et la création resplendissante au sortir des mains de son auteur, étalait ses merveilles aux regards étonnés de notre premier père. Adam avait reçu l'investiture de son empire ; le Seigneur lui avait fait entendre ses commandements, et il venait d'exercer le premier acte de sa royauté en dénommant les animaux que Dieu avait amenés devant lui ; mais dans cette multitude d'êtres « il ne se trouvait point d'aide pour Adam qui lui fut semblable. » (Genèse ch. II. V. 20)

Le Seigneur Dieu avait dit aussi : Il n'est pas bon que l'homme soit seul, faisons lui un aide semblable à lui (Genèse. ch. II. V. 18).

Tendre sollicitude du créateur qui ne voulait pas que l'être intelligent qu'il avait fait pour habiter la terre y vécut isolé d'affection, et qui lui donnait ainsi dans les douces intimités de la famille, et dans les tendres épanchements du cœur, un avant goût du bonheur qui l'attendait au ciel après avoir rempli son temps d'épreuve sur cette terre ! « Le Seigneur Dieu envoya à Adam un profond sommeil et, l'orsqu'il était endormi , il tira une de ses côtes et mit de la chair à la place ; et le seigneur Dieu forma la femme de la côte qu'il avait tirée d'Adam » (Genèse ch. II. V. 2 et 22). Tout est sublime dans cette narration, tout est rempli d'enseignements ; que la fausse philosophie, que l'orgueil de la raison humaine plaisantent tant qu'ils le voudront à propos de cette naissance de nos premiers parents la Logique leur défend de nier la réalité de tout ce qui échappe à notre science ou à notre raison.

Quelque humiliant que cela soit pour l'orgueil de l'homme, il n'en est pas moins vrai que dès qu'il essaye de pénétrer profondément dans les causes de l'ordre admirable qui a présidé au plan de la création, il s'aperçoit que la puissance du Créateur s'étend bien au delà des limites de son esprit, et qu'il a l'infini devant lui. Malgré tous ses efforts, il ne peut franchir la ligne de séparation, et lorsqu'il lui a été permis d'arriver jusque-là, il ne lui reste plus qu'à contempler l'horizon sans bornes qui se montre à ses yeux éblouis, à s'incliner en humble adorateur devant une sagesse incommensurable et un pouvoir incompréhensible.

Le mépris des traditions bibliques fait bien, on le sait, auprès de certaines âmes ; c'est une piperie qui a ses ruses et ses calculs ; mais il faudrait mieux faire et mieux dire que les autres quand on prend ces grands airs ; or en cherchant dans les historiens profanes l'origine du monde, on voit à chaque pas la pauvreté des connaissances humaines, en dehors de la foi, n'étaler qu'erreurs, obscurités et contradictions. La raison se sent alors désespérée, un vide affreux s'empare de la pensée, et il faut de toute nécessité revenir bien vite au livre inspiré où Moïse nous a tracé d'une main sûre l'origine du monde, et la marche des principaux événements qui ont modifié l'humanité naissante.

La femme qu'il venait de créer « Dieu l'amena à Adam » (Genèse ch. II. V. 22.). Celui-ci venait de passer en revue toutes les merveilles de la création : il avait avec la science infuse, dont l'esprit de Dieu illuminait son intelligence, donné à chacun des animaux son nom véritable, c'est-à-dire celui qui convenait à sa nature et qui exprimait sa destination. Pour tous ces êtres, il n'avait rien senti, son regard n'avaient point rencontré de regard qui répondit au sien ; sa parole et sa pensée, émannation de son cœur et de son intelligence, n'avaient point éveillé d'écho dans ces créatures inférieures et brutales.

A l'aspect de la femme il n'en est point ainsi. Rapides comme l'éclair les sympathies éclatent, le sâmes se comprennent, ces deux organisations unies naguère éprouvent les premiers sentiments de l'amour dont l'innocence et la pureté des cœurs doublant encore les charmes, et dans son enthousiasme Adam s'écrie : « Voila maintenant l'os de mes os et la chair de ma chair. Celle-ci s'appellera d'un nom qui marque l'homme parce qu'elle a été prise de l'homme : c'est pourquoi, l'homme quittera son père et sa mère et s'attachera à sa femme, et ils seront deux dans une même chair. » (Genèse ch. II. V. 23, et 24.) C'est ainsi que le premier homme prenait devant Dieu, en son nom et en celui de sa postérité, l'engagement solennel de protéger, d'aimer la compagne que le Créateur lui avait donnée.

Arrêtons un instant nos regards sur ce premier mariage, sacrement primitif, base de la société future, pierre angulaire de l'humanité naissante, type sacré de ce qui s'accomplit chaque jour dans nos églises. Tout est là réuni : l'unité l'indissolubilité, la sainteté du mariage. L'unité est exprimée par ces mots : « L'homme s'attachera à la femme, et ils seront deux dans une même chair ». Elle est consacrée par Dieu qui ne donne au premier homme qu'une seule femme. L'indissolubilité ressort des mêmes expressions, et nous avons pour les appuyer un divin commentaire, la parole même de Jésus-Christ. Les Juifs lui demandant : Est-il permis à un homme de renvoyer sa femme pour quelque cause que ce soit ? il leur répondit : « n'avez-vous point lu que celui qui créa l'homme dès le commencement lui dit : L'homme quittera son père et sa mère pour s'attacher à sa femme ; ainsi que l'homme ne sépare donc pas ce que Dieu a joint » (1 Matth. ch. XIX. V. 3, 4, 5 et 6).

La sainteté ne peut être mise en doute : d'une part c'est Dieu lui-même en présence de qui cette solennité s'accomplit ; de l'autre ce sont deux époux en état de grâce et d'innocence.

Quelle grandeur, quelle sublimité dans cet imposant tableau ! La nature avec toutes ses poésies primitives resplendissant encore de la majesté divine sert de temple. L'époux est un être dont l'intelligence est éclairée par Dieu, et dont le cœur est pur de toute souillure ; il comprend l'étendue des devoirs qu'il contracte, il élève solennellement la voix et dicte aux générations futures la formule obligatoire de ce contrat sacré ; son langage annonce la puissance, la force et l'amour. La fiancée ornée du double charme de l'innocence et de la beauté, s'avance timidement, conduite par Dieu même ; elle ne prononce aucune parole, seulement son cœur adhère à celles d'Adam ; elle est heureuse du choix qu'il fait d'elle, car Dieu n'ordonne rien, c'est l'enthousiasme du premier homme qui parle seul ; quant à elle, conduite par Dieu, elle n'a de volonté que la sienne. Ainsi plus tard, les vierges devront aller aux pieds des autels accompagnées par celui qui leur aura donné le jour, qui représentera Dieu près d'elles, Dieu qui se tient auprès d'Eve en ce solennel instant.

Alors « Dieu les bénit et il leur dit : Croissez et multipliez vous ». (Genèse ch. I V 28.)

Le mariage est (comme vous venez de le voir par la description typique que je viens à dessein de faire passer sous vos yeux) une cérémonie tellement grave, tellement imposante et solennelle qu'on est saisi en même temps d'admiration et d'effroi en contemplant un pareil spectacle.

L'étendue des devoirs et des sacrifices que cet état impose excite l'effroi, et on admire les nombreuses garanties de bonheur qui s'attachent à l'accomplissement de cette loi divine, « l'œuvre de propagation de l'espèce qui entre dans les desseins de Dieu. » Aussi malheur aux unions qui ne sont point contractées dans le but d'obéir à la sainte obligation qu'elles renferment, et sur lesquelles Dieu ne verse point par conséquent sa bénédiction. Quand les attachements ne sont fondés que sur des motifs d'intérêts, de préjugés ou de convenances ; quand ils ont été formés sans s'inquiéter des qualités du cœur, de l'esprit et du caractère, en même temps que de la santé des conjoints, le malheur, les afflictions ne tardent pas à venir prendre leur place entre les époux. Dans une conférence sur cette matière, au point de vue de l'hygiène, si je n'ai à vous signaler qu'en passant seulement les effets pernicieux des *mésalliances morales* qui pèsent sur la vie de ménage, je dois au contraire m'attacher à vous convaincre que des conséquences non moins lamentables découlent des *mésalliances hygiéniques* ou *sanitaires*.

Marmontel a dit avec vérité « que s'il est dangereux de tout dire aux jeunes gens, il est plus dangereux encore de leur laisser tout ignorer ». Cette maxime est surtout applicable au sujet qui va nous occuper. Trop souvent, ceux-ci se marient sans savoir ce qu'ils font ; et les parents, ne tenant aucun compte des convenances naturelles pour songer exclusivement aux affaires, marient des positions, des biens, des sacs d'écus ; quant aux personnes, peu importe. De là vient que le mariage, qui est un engagement tellement sérieux qu'on peut le regarder à juste titre comme l'acte le plus important de l'existence, est précisément celui qu'on fait quelquefois avec le moins de réflexion, aux dépens de son bonheur futur, et souvent au préjudice des descendants, quand l'union contractée se trouve entachée de difformités morales ou physiques. « Il résulte (disions-nous dans le livre d'hygiène des *enfants à la mamelle*, que nous avons publié. il y a quelques années, pour donner un *guide* aux mères qui veulent sérieusement accomplir les devoirs qui leur sont imposés par la maternité) il résulte, des unions dans lesquelles les intérêts sont seuls pris en considération, que des individus scrofuleux, dartreux, rachitiques, tuberculeux, qui ont eu des maladies mentales, se marient sans qu'on attache la moindre importance à leur état de santé : aussi voyons nous chaque jour par suite de ces relations, naître des descendants qui sont voués, en venant s'asseoir au banquet de la vie, à terminer le plus souvent une existence rendue malheureuse, et le plus souvent abrégée par de terribles souffrances ». Puisque l'influence des parents est reconnue, qu'il est évident que les individus d'une constitution faible, délicate ou affaiblie par l'âge, par des maladies, des excès, ne reproduiront que des êtres faibles comme eux, il n'est pas étonnant que dans l'antiquité, subjuguée par les idées païennes, plusieurs législateurs de ces États aient édicté des mesures sévères pour prononcer l'interdiction du mariage dans une foule de circonstances fondées sur des considérations hygiéniques. Dans l'état actuel de notre société où la liberté individuelle est la première considération à respecter le législateur français n'a pu exiger des individus dont la loi va consacrer l'union d'autres conditions physiques que celles d'avoir atteint l'âge où la puberté est généralement établie, dix-huit ans pour les hommes et quinze ans pour les femmes ; de n'être point affectés de démence qui exclut toute liberté morale, tout libre consentement, enfin de ne point avoir certains degrés de parenté déterminés.

Quelques philanthropes à esprit ardent voudraient que la loi fût moins large, et, faisant bon marché de la liberté individuelle conquise par les idées chrétiennes, ont formulé le vœu de voir revivre parmi nous les interdictions légales nombreuses qui régissaient le mariage dans les sociétés païennes. Les Américains, qui vont en tout très-vite en besogne, sont entrés dans cette voie, et dès à présent, leur législature interdit dans le Kentucky les mariages consanguins. Cette mesure, prise au nom d'un prétendu libéralisme erroné, n'est qu'une affreuse tyrannie. L'homme n'est pas un esclave, un animal qu'on puisse réglementer dans le mariage avec les mêmes lois qui président l'élevage des bestiaux ; il est libre et doit rester libre de se marier comme il entend ; sa descendance lui appartient, avant d'être à l'État qui le gouverne ; mais là où s'arrête l'action de la loi, commence le devoir sacré de l'hygiène : à elle d'intervenir, afin d'avertir les familles des dangers que les époux courent dans leur personne ou dans celle de leurs enfants, quand l'union contractée est, de leur fait, entachée de certains vices. Ainsi renseignés, les futurs époux hésiteront avant de conclure certaines alliances ; et, si une fois instruits du danger, ils passent outre, s'ils cèdent à l'intérêt, à des préjugés, à des goûts particuliers, à une passion éphémère, ils ne pourront accuser ensuite qu'eux-mêmes des conséquences de leur union mal assortie.

1° L'âge auquel il convient de se marier ; 2° les inconvénients de la consanguinité dans l'union du mariage ; 3° les dangers de la transmission des maladies, telles sont les trois questions principales que soulève l'étude hygiénique des conditions physiques du mariage. Envisageons-les séparément et avec le soin qu'elles méritent.

I.

En France la loi du 20 septembre 1792 abrogea la loi romaine qui, adoptée jusqu'à cette époque par nos aïeux, fixait à l'âge de douze ans pour les femmes et de quatorze ans pour les hommes la limite du mariage. Le mariage ne fut plus permis qu'à quinze ans pour les hommes et à treize pour les femmes. La promulgation du code civil en reculant prudemment cette limite de trois ans pour les hommes et de deux ans pour les femmes réalisa un progrès dont l'hygiène ne saurait encore se montrer satisfaite. Des unions semblables seraient prématurées et, à part de rares exceptions, ne pourraient être que nuisibles à ceux qui les contracteraient, en même temps qu'à leurs rejetons. Il faut attendre l'achèvement du corps, la fin de la croissance ; il est évident que les conjoints ne peuvent donner à ceux qui vont alors naître de leur alliance des principes de bonne santé et de vigueur, puisque la nature est encore occupée à leur propre accroissement. De l'avis de la majorité des hygiénistes, il résulterait que les familles devraient craindre de marier leurs filles avant 20 ans, et leurs fils avant vingt-cinq ans.

Les législations modernes ont fixé la limite minimum de l'âge des époux, mais elles se sont abstenues de formuler des interdictions contre le mariage tardif, ainsi que cela existait dans les sociétés païennes. C'est à juste droit qu'on a agi ainsi, et ce serait en effet du pur despotisme de vouloir interdire aux personnes d'un âge avancé les consolations de la vie en commun, et les avantages d'une assistance réciproque. Le devoir de l'hygiène est de faire remarquer toutefois que les enfants issus de ces unions tardives passent parfois de bonne heure de la virilité à la vieillesse ; que leurs cheveux blanchissent prématurément, et que leur intelligence est souvent défectueuse.

Les inconvénients hygiéniques et moraux des mariages discordants (et on appelle ainsi ceux dans lesquels existe entre les époux une trop grande différence d'âge) sont très-grands, et ces alliances ridicules ne peuvent rien promettre de sain ni à ceux qui les contractent, ni à leur descendance. L'hygiène s'oppose de toutes ses forces à des unions semblables.

II.

La question des mariages entre parents a beaucoup occupé, et depuis bien des siècles, non-seulement les médecins, mais encore les législateurs et les théologiens. En général, on s'est prononcé pour l'interdiction. La question vient de nouveau d'être mise à l'ordre du jour ; et le ministre de l'intérieur a récemment ouvert chez nous une sorte d'enquête administrative, dont le résultat sera d'établir la moyenne des unions consanguines aux divers degrés, et d'avoir ainsi une base statistique solide des dangers attribués à de pareils mariages. Ces résultats ne sauraient être douteux : des recherches longues et minutieuses, suivies sans parti pris et dans le seul but d'éclairer la question, ont depuis longtemps démontré la réalité de cette fâcheuse influence sur les descendants des mariages entre parents. Les observations de Ménière, de Devay, de Rilliet, de Boudin, de Baugrand, etc., semblent prouver clairement que les unions dites consanguines ont pour résultat d'amener d'une manière plus ou moins marquée, mais le plus souvent en rapport avec le *degré de parenté* : 1° du côté des parents, la stérilité ou des avortements; 2° du côté des enfants, soit dans la descendance immédiate, soit en sautant une génération, des altérations, des dégénérescences variées telles que l'albinisme, la scrofule, mais surtout la surdi-mutité. Sur 98 idiots issus de mariages consanguins, A. Mitchell a trouvé que le degré de parenté des ascendants se répartissait ainsi :

Cousins germains	42
Cousins issus de germains	35
Cousins au troisième degré	21
Total	98 cas.

Le danger croit donc avec la parenté, et la statistique indique des chiffres bien plus navrants encore pour les unions entre oncle et nièce, et surtout entre tante et neveu. Ces faits singuliers justifient les interdictions canoniques, et il vous serait facile maintenant de répondre aux accusations que les ignorants ne manquent jamais de porter contre les prohibitions de l'Église. L'influence moralisatrice du christianisme se fait sentir en cette circonstance comme en toute autre chose. Les mariages entre proches-parents sont contraires au vœu de la nature : voilà pourquoi l'Église a voulu s'emparer de cette question d'hygiène et de morale; et si sa discipline fléchit souvent sur ce point, elle n'atténue qu'à regret la rigueur de ses interdictions primitives, et s'efforce d'entourer ses concessions d'exigences qui les limitent.

III.

En médecine *hérédité* signifie une disposition en vertu de laquelle certains états physiologiques et maladifs des parents se transmettent aux enfants par voie de génération. Quels sont les états physiologiques et morbides qui peuvent ainsi se transmettre ? Nous les classerons en plusieurs séries.

1. HÉRÉDITÉ D'ÉTATS PHYSIOLOGIQUES.

Dans l'hérédité physiologique se rangent :

1° La transmission de la forme extérieure et des traits de la face qui sont la conséquence non de l'éducation, mais de la naissance. Relativement à cette transmission, on doit remarquer que ce n'est pas toujours dans la première enfance, mais à une époque plus ou moins avancée que se manifeste la ressemblance des enfants aux parents.

2° La transmission de la stature, de la force physique et de la durée de la vie. Les exemples de longévité sont fréquents dans les mêmes familles.

3° La transmission des ressemblances morales, du caractère, du jugement, de l'imagination qui peuvent cependant être modifiées par l'éducation.

4° La transmission de la finesse du goût, ou de l'odorat, de la délicatesse de la vue : ainsi il est des familles de myopes, de presbytes, d'aveugles. La surdité est également transmissible.

5° La transmission des constitutions, des tempéraments : aussi importe-t-il de ne pas allier par le mariage deux constitutions radicalement débiles et de croiser le tempérament sanguin avec le tempérament lymphatique ou le tempérament nerveux, si l'on veut assurer aux enfants une belle santé et le privilége d'une constitution vigoureuse.

2. HÉRÉDITÉ D'ÉTATS MORBIDES.

Dans l'hérédité morbide ou maladive nous placerons :

1° La transmission des vices de conformation des organes internes et externes : ainsi l'idiotie résultat d'un vice d'organisation du cerveau, est un exemple de malformation des organes internes. Dans les malformations extérieures il faut tenir compte de la claudication, du bec-de-lièvre, de la gibbosité, du strabisme, de l'albinisme, etc.

2° La transmission de l'aptitude aux *maladies de famille*. Nommer la scrofule et ses innombrables dérivés, la goutte, la phthisie, le rhumatisme, le cancer, les diverses variétés de maladies nerveuses, l'épilepsie, l'hystérie, etc., c'est vous donnner une idée de la triste fécondité des unions maladives.

Nous n'insisterons pas, Messieurs, persuadé que nous sommes d'avoir éveillé votre sollicitude, en vous faisant connaître cette loi terrible et mystérieuse de l'hérédité qui est si profondément inscrite dans les entrailles de l'humanité. Introduire dans sa famille des gens qui ont eu dans la leur, à un degré plus ou moins rapproché, la triste hérédité des maladies, ou bien la réversibilité des malformations soit du corps, soit de l'esprit, soit du caractère, soit du cœur, c'est payer cher la fortune et courir à la légère de terribles aventures.

Fonssagrives a défini le *mariage d'intérêt* le mariage de celui qui ne comprend pas son *intérêt*.

Comme on se marie pour longtemps, c'est une excellente raison pour qu'on ne s'y aventure pas en aveugle.

HUITIÈME LEÇON.

DES ÉPIDÉMIES. — DES GRANDES ET PETITES ÉPIDÉMIES. — CE QU'ON DOIT ENTENDRE PAR MALADIES INFECTIEUSES ET CONTAGIEUSES. — RÈGLES HYGIÉNIQUES RELATIVES AUX AFFECTIONS PALUDÉENNES ET AUX ÉPIDÉMIES DE TOUT GENRE. — NÉCESSITÉ D'ENVISAGER LA MORT AVEC FERMETÉ.

MESSIEURS,

On dit d'une maladie qu'elle est épidémique ou qu'elle règne épidémiquement lorsqu'elle attaque en même temps et dans les mêmes lieux un grand nombre de personnes à la fois, sous l'influence d'une cause *spéciale* qui nous est inconnue et qui survient accidentellement.

Le nom d'épidémie réveille donc tout de suite l'idée d'une maladie *répandue*, mais selon qu'elle est appelée *grande* ou *petite*, l'épidémie est bien différente, non-seulement par son étendue, mais encore par sa nature et par sa gravité.

1° *Grandes épidémies.*

Une grande épidémie apparaît brusquement, sans cause *appréciable* pour nos moyens d'investigations scientifiques ; elle se propage comme les flammes d'un vaste incendie et remplit le monde consterné par l'apparition soudaine du fléau. Aucun obstacle ne l'arrête : ni les barrières naturelles qui contiennent si souvent les autres maladies, ni les efforts que la science des hommes lui oppose ; elle triomphe de tout, des extrêmes de la température, des montagnes, des fleuves et des mers, des solitudes, aussi facilement que de tous les systèmes de séquestration, de quarantaines et de cordons sanitaires. Dans les États qui sont le théâtre de ses ravages, elle ne fait grâce à aucun tempérament, à aucun âge ; tous les sexes, toutes les conditions lui sont soumis ; elle fauche cependant avec plus de rage les classes abruties et misérables. Cette espèce d'épidémie est très-rare ; et depuis la peste noire du quatorzième siècle, le choléra de notre temps est la seule maladie populaire comparable aux grandes épidémies qui, à certaines époques, ont dépeuplé l'univers.

A quoi tiennent ces épidémies ? On s'est livré depuis Hippocrate, le père de la médecine, à toutes sortes de conjectures à ce sujet ; mais la plupart des explications qui en ont été données sont : les unes bizarres, les autres extravagantes, et toutes, fausses ou hypothétiques. Nous les passerons sous silence; mais cependant si vous tenez absolument à ce que je vous donne une raison explicative de ces fléaux, je vous dirai avec le professeur Fuster : « Lorsque, après un long calme, l'atmosphère alourdie par les impuretés qu'elle ramasse autour d'elle, répand au loin son méphitisme et compromet de plus en plus le sort des êtres qu'elle contribue à nourrir, le feu du ciel, une tempête violente, un ouragan impétueux ou tout autre météore suscité par la main invisible qui nous protége, bouleverse et dévore le foyer de corruption qui suffoquerait nos organes, redonne à l'air l'élasticité et le mouvement, en réveillant dans toutes les existences le plaisir délicieux de renaître sous un ciel pur avec le sentiment d'une force nouvelle. A quelques égards, les grandes épidémies sont comparables aux éclats de la foudre : elles détruisent les impuretés de la civilisation dans les instants d'hésitation et de doute où l'humanité, suspendue pour ainsi dire entre des institutions expirantes et l'accroissemeent d'un ordre nouveau, a besoin que *toutes* les *puissances* se conjurent pour l'aider à franchir cette crise et à recommencer une nouvelle vie ». En effet, la première épidémie connue partit de l'Afrique, envahit l'Asie et l'Europe et s'appesantit sur Athènes au moment où la Grèce, en proie à des dissensions intestines, forgeait de ses mains les fers qui devaient l'asservir à Alexandrie, et bouleversait par une guerre sacrilége l'ancien ordre social, au temps même où les Gaulois se ruaient, le fer et la flamme à la main, sur la Germanie, l'Asie et l'Italie. D'après les recherches d'un physicien américain du commencement de ce siècle, Noabs Wester, l'agitation violente des éléments coïncida avec la date de cette épidémie, et on a remarqué que cette *triple* réunion de causes de destruction ou plutôt d'épuration, *épidémies*, *guerres*, *désordres cosmiques*, se retrouve encore et *toujours* dans les mêmes circonstances sociales et politiques. Ainsi on a observé des épidémies en même temps que des tremblements de terre dans les premiers siècles de notre ère, au sein de la fermentation et de la confusion de la société païenne, à la suite de la prédication de l'Évangile ; plus tard, à l'instant de la lutte entre les sectateurs de l'islamisme et les sociétés chrétiennes; enfin, pour nous borner dans nos citations, aumilieu de la conflagration générale du XIVe siècle, vers la fin de la civilisation du moyen-âge en Orient.

Le choléra de notre siècle n'a-t-il pas coïncidé également avec une époque de désordre moral et politique et avec des états anormaux du monde physique?... Des guerres incessantes jusqu'en 1814 ont mêlé et confondu les nations les plus hostiles, pendant qu'une lutte terrible était engagée à l'intérieur de la France entre l'ancienne société féodale et la classe nombreuse des plébéiens.

En même temps qu'une sourde agitation tourmentait tous les peuples, dans le monde physique des bouleversements de toute sorte se révélaient aux yeux de l'observateur. Depuis 1789 les saisons de l'année sont, en effet, très-variables; les étés sont froids ou excessivement chauds, les hivers très-doux ou très-froids; on a observé des sécheresses opiniâtres suivies ou précédées d'années humides avec des inondations désastreuses. Des tremblements de terre multipliés ont agité le sol; les feux de l'Etna éteints depuis longtemps se sont ranimés durant ce siècle; le Vésuve a repris de même le cours de ses irruptions et semé de nouveau l'épouvante. Les tempêtes, les ouragans, l'apparition et la disparition de nouvelles terres, tous les signes enfin d'un trouble extraordinaire dans les éléments ont paru conspirer avec les témoignages d'une perturbation notable dans l'ordre moral et politique pour justifier cette opinion : que le choléra de notre siècle, comme *toutes les grandes épidémies*, a concouru, avec l'aide des *guerres* et des *bouleversements physiques*, à détruire, par l'effet de la volonté divine, les impuretés de la civilisation qui entraveraient la marche de l'humanité.

2° *Petites épidémies.*

La petite épidémie n'est qu'une maladie ordinaire qui, en certaines circonstances extraordinaires et le plus souvent indéterminées, sévit sur un plus grand nombre d'individus, pendant un certain temps, et sur un plus ou moins grand nombre de localités, avec un caractère de gravité variable selon les années. Elle se développe d'abord de toutes pièces par *infection* et se propage ensuite dans certains cas par *contagion*. De là une distinction à établir entre les maladies purement *infectieuses* et celles qui sont à la fois *infectieuses* et *contagieuses*.

Il est nécessaire que je vous fasse bien comprendre ce qu'on entend par ces dénominations et que je vous apprenne à bien distinguer le *genre* de ces maladies, car, sans cela, vous seriez embarrassés en présence d'une épidémie pour reconnaître si, dans les soins que vous avez à prendre pour vous préserver, vous avez à redouter ou à ne pas craindre la contagion.

Les maladies épidémiques, *infectieuses pures*, se communiquent par un miasme, un germe éclos dans l'air sous l'influence de causes inconnues; mais elles ne se propagent jamais d'un individu malade à un individu sain, telles sont : les angines simples, la pneumonie, la grippe, la fièvre intermittente, la péritonite, etc. Les maladies épidémiques *infectieuses* et *contagieuses* à la fois naissent tout d'abord de conditions extérieures comme les précédentes, mais *de plus* elles se propagent d'un individu malade à un individu sain (quand celui-ci est prédisposé à contracter la maladie) soit par le *toucher*, soit par la *respiration*. Dans ce dernier cas l'air n'est pas vicié, infecté, mais il est seulement le porteur du germe de la maladie qui vient ainsi se mettre en contact avec les organes de la respiration. Ainsi la dyssenterie, l'angine couenneuse, le croup, le typhus, la fièvre typhoïde, toutes les fièvres avec éruption à la peau peuvent être, dans le principe, *infectieuses*; mais elles se propagent ensuite par infection et contagion. La contagion seule peut développer la même maladie chez des personnes qui sont loin du lieu où elle a pris d'abord naissance : ainsi, dans notre dernière et glorieuse campagne de Crimée, le typhus qui a si cruellement frappé nos soldats s'était développé, comme d'habitude, sous l'influence de la réunion dans un même lieu d'un grand nombre d'hommes ; puis le germe, né spontanément dans les conditions que nous venons de signaler, se transmit par contagion à d'autres qui ne s'étaient point exposés aux causes d'encombrement qui, chez les premiers, avaient produit la maladie. Transporté par les malades, le typhus vint même à Paris attaquer, à l'hôpital militaire du Val-de-Grâce, des Religieuses hospitalières, des gens de service qui furent victimes de ce fléau.

Encore un fait, car l'histoire de la contagion en fourmille.

En 1845, une femme entre dans les salles de l'hôpital Necker avec tous les symptômes de la morve, à laquelle elle succombe. Où avait-elle pris cette maladie? Elle travaillait chez un marchand de crin, et ses occupations consistaient à tresser ceux de ces crins qui arrivaient de Buenos-Ayres. Eh bien ! le germe de la morve qu'elle avait contractée était dans ces crins venus de l'Amérique du sud. On s'était assuré, en effet, que jamais cette femme n'avait eu occasion de soigner les chevaux atteints de cette maladie, ni n'avait eu aucun rapport avec des individus qui auraient pu les panser.

Messieurs, je vous ai dit que la *prédisposition* était nécessaire pour qu'une maladie *infectieuse* ou *contagieuse* se développât chez une personne qui est exposée à ces causes des maladies épidémiques. Ne voyez-vous pas en effet chaque jour la coqueluche, la rougeole, la scarlatine, etc., se mettre dans une famille, frapper un ou deux membres, puis, quelques mois plus tard, réapparaître, frapper d'autres individus qui la première fois avaient été épargnés? C'est qu'ils n'avaient pas la prédisposition nécessaire pour recevoir et concevoir le germe, tandis que plus tard ils ont acquis cette prédisposition; le *terrain* était alors, pour me servir d'une expression familière aux laboureurs, mieux *préparé*. Ainsi en se servant du même langage, peut-on dire des individus en très-petit nombre qui traversent impunément les épidémies de toute espèce, que ce sont des terres stériles. Cette capacité de résistance est plus ou moins forte suivant les âges : l'adolescent résiste moins que le vieillard aux influences contagieuses, et celui-ci résiste encore plus que l'adulte.

Sauf de très-rares exceptions, on a remarqué qu'une première atteinte d'une maladie contagieuse met généralement à l'abri de la contagion.

Vous savez maintenant quels sont les caractères distinctifs des épidémies, ce qu'on entend par infection et par contagion : nous pouvons dès lors aborder la deuxième partie de cette conférence qui aura trait aux règles hygiéniques relatives : 1° aux maladies épidémiques infectieuses, 2° aux maladies épidémiques contagieuses.

I.

A *part* la visite des malades qu'on peut faire sans inconvénients dans les maladies infectieuses *pures*, et dont on doit s'abstenir, quand *rien* n'y *oblige*, dans les maladies contagieuses, les maladies infectieuses ne réclament à titre de moyens préventifs, d'autres règles hygiéniques que celles que nous tracerons pour les maladies épidémiques contagieuses dans le chapitre suivant. Toutefois les maladies paludéennes ou particulières à certaines contrées marécageuses font exception ; ces affections purement infectieuses demandent en effet des conseils à part, que nous allons tout de suite vous indiquer. Les uns sont relatifs à l'habitation des contrées marécageuses, les autres aux améliorations qui ont pour but de faire disparaître ou d'atténuer le plus possible les foyers d'infection.

Habitation des marais.

Dans nos climats tempérés, voici les précautions principales que doit prendre l'habitant des marais : les habitations, les fermes, les villages devront être placés sur des hauteurs, et à une élévation assez grande pour être, autant que possible, à l'abri des exhalaisons marécageuses : on consultera a cet égard la direction des vents habituellement régnants afin de ne pas y exposer la façade des maisons et d'y placer le moins possible de portes et de fenêtres. La maison elle-même, si on le peut, sera soustraite à la direction de ces vents qui auront traversé des marais avant d'arriver jusqu'à elle. Les fenêtres et les portes seront fermées le soir de bonne heure, et on maintiendra à l'intérieur la sécheresse et la propreté. Si l'on ne peut soustraire l'habitation à l'action des vents qui viennent de traverser les marécages, on tâchera de la préserver de leur influence par des plantations d'arbres, des rideaux de peupliers qui, à mesure qu'ils grandissent, s'opposent avec efficacité à l'action des miasmes. Les vêtements devront être chauds, surtout le soir, et les tissus qui les constituent devront être imperméables à l'humidité. La laine grossièrement tissée réunit ces qualités.

L'habitant des pays marécageux doit fuir avec soin la rosée du soir et celle du matin, l'humidité, la première pluie qui tombe après un certain temps de sécheresse, les ondées qui accompagnent les orages. Lorsqu'il travaille dans ces terres à marécages, il ne doit commencer ses travaux qu'après le lever du soleil pour les terminer immédiatement avant son coucher. Les soins habituels de propreté, les bains répétés sont utiles, et peuvent s'opposer à l'action des miasmes. Les aliments suffisants, sains et substantiels sont recommandés; l'usage très-modéré du vin, des liqueurs et du café a une grande utilité dans les contrées marécageuses. On devra surtout éviter d'employer comme boisson l'eau qui provient des citernes, des puits, avant de l'avoir soumise à l'ébullition et à l'aération, ou mieux encore à la filtration sur le charbon animal.

Le sommeil doit être suffisant; jamais il n'aura lieu

en plein air. Il est des cas dans lesquels on voit certains individus être repris à chaque instant, malgré ces précautions, d'accidents paludéens, en vertu d'une prédisposition en quelque sorte spéciale : ils doivent alors changer de localité et quitter un climat qui leur a été si funeste.

Amélioration et destruction des marais. — Il est des cas où l'influence marécageuse s'exerce d'une manière si fâcheuse et si incessante sur les habitants d'un pays, qu'il est nécessaire de se débarrasser des marais pour assainir la contrée. La loi autorise même, en pareilles circonstances, et après des enquêtes suffisantes, les conseils municipaux à obliger les propriétaires à opérer le dessèchement des marais, ou leur conversion en eaux vives, et à recourir même à la voie de l'expropriation. Ces deux moyens, c'est-à-dire le dessèchement et la conversion en eaux vives sont les seuls, en effet, à l'aide desquels on puisse assainir une contrée marécageuse et faire disparaître les miasmes qui l'infectent. Toutefois, il y a de grandes précautions à prendre pour l'ouvrier qui entreprend de semblables travaux, et ceux tout récemment accomplis en Sologne et en Afrique à la trappe de Staouëli ont démontré les terribles effets de ces émanations paludéennes.

M. J. H. Salisbury, qui habite les Etats-Unis d'Amérique, a fait tout récemment à l'école de médecine de Cleveland (Ohio) une remarquable leçon sur : les causes des fièvres intermittentes et remittentes des marais. D'après de nombreuses expériences qu'il a faites avec un soin irréprochable, et qu'il n'est pas dans mon sujet de vous rapporter ici, il a été amené à conclure : que les fièvres des marais étaient occasionnées par la respiration d'un air chargé de spores et de corpuscules qui se dégagent des *palmelloe* ou plantes à fièvre qui se développent dans ces terrains malsains. Il conseille, lorsqu'on retourne les couches de terre dans les pays marécageux, de répandre une bonne couche de chaux vive à la surface du sol, après chaque jour de travail. Si ces précautions sont prises à temps, les plantes à fiièvre ne peuvent se développer. Si nne seule couche ne suffit pas pour faire disparaître la végétation des plantes à fièvre, on en mettra une seconde. Cette dissémination de la chaux à la surface du sol n'est pas perdue. Elle neutralise l'acidité du terrain et convertit les matières résineuses en savons solubles ; le sol devient donc plus fertile, et l'augmentation et la richesse des récoltes compensent largement les frais nécessités par cette opération. Dans les cas où l'on ne pourrait se procurer facilement de la chaux, on aurait recours aux cendres de bois, bien que leur action soit moins marquée et dure moins longtemps. Grâce à l'emploi de ces moyens, ce patient et sagace observateur assure qu'on pourra circonscrire, dans des limites restreintes, les fièvres intermittentes qui déciment les travailleurs livrés à la culture et au drainage des terrains vierges qui, une fois travaillés et desséchés, deviennent impropres à la végétation des *palmelloe* ou plantes à fièvre.

II.

Les règles hygiéniques relatives aux maladies épidémiques infectieuses et contagieuses sont de deux ordres : les unes concernent les individus isolés pris séparément, les autres regardent les populations, les individus pris collectivement. La première règle à suivre pour les personnes qui n'ont aucun soin à donner aux malades, est d'éviter le plus complétement possible d'entrer dans la chambre des individus atteints de l'épidémie régnante. Ceux qui seront forcés de séjourner près d'eux devront souvent renouveler l'air de l'appartement en établissant des courants d'air, et en laissant même toujours ouvertes les fenêtres lorsque la saison le permettra. Il faut proscrire les lits renfermés, cachés dans les alcôves, les longs rideaux d'étoffes épaisses dans lesquels certaines personnes ont la funeste habitude de se calfeutrer,

Toutes les personnes qui habitent la localité visitée par l'épidémie doivent observer scrupuleusement toutes les règles hygiéniques que nous avons tracées dans le cours de ces conférences, tout en se rapprochant le plus possible du genre de vie qui leur est habituel. On fera usage d'une alimentation saine, fortifiante, médiocrement abondante; on évitera avec le plus grand soin les excès de toute sorte; on craindra de s'exposer aux variations de température et au froid. Les soins de propreté sont ici d'une urgence sur laquelle nous devons insister; il faut changer chaque jour de chemise, très-souvent de vêtements, et les exposer à l'air libre. Les bains plutôt frais que chauds, les ablutions avec l'eau simple ou rendue excitante par l'addition de quelques liquides alcooliques sont encore au premier rang.

L'hygiène publique des localités infectées doit être dirigée et surveillée avec soin. Il faudra veiller à l'éloignement des immondices, des fumiers, à la police sanitaire des marchés sous le rapport de la bonne qualité des denrées. On procèdera à l'arrosement des voies de communication dans les grandes chaleurs, et à l'enlèvement des boues dans l'hiver et les saisons pluvieuses. L'action des feux allumés sur les places des villes, le camphre, le chlore, ainsi que les autres moyens employés sont insuffisants et le plus souvent sans utilité pour annihiler et détruire complétement les miasmes.

Pour empêcher la propagation des épidémies, on a recours soit aux cordons sanitaires soit aux quarantaines. Leur influence est très-grande pour les petites épidémies ; mais ces grands moyens sont parfaitement inutiles dans les grandes épidémies dont nous vous avons tracé le tableau au début de cette leçon.

A quoi bon le nier puisque telle est la force des choses : la médecine n'a jusqu'ici que des ressources incertaines à opposer contre ces fléaux dévastateurs. Mais est-ce une raison pour attaquer et détracter la certitude de notre art ? effectivement, c'est presque toujours du fait même de la terminaison malheureuse des maladies que les gens du monde tirent leurs principaux arguments quand ils veulent accuser la certitude de la médecine : or, il ne faut qu'un peu de bon sens et de réflexion, pour s'apercevoir qu'on envisage ainsi la question sous un faux point de vue. On ne peut demander à la médecine qu'une certitude de probabilité (eû égard à la nature *mobile* et *délicate* de l'organisme humain), et la guérison ne peut être promise dans une infinité de cas, qu'à la condition que des circonstances ou des événements au-dessus des forces et des prévisions humaines ne viendront pas entraver ou détruire les effets salutaires des remèdes avoués par une sage et lente expérience.

Tout bien considéré, les autres arts n'offrent pas au fond plus de chances de certitude que la médecine. Ainsi, par exemple, l'agriculture est un art, et cependant l'agriculteur le plus attentif et le plus judicieux n'est jamais sûr de récolter au jour de la moisson toutes les gerbes dues à ses travaux et à son habileté. Comme le médecin, il n'a que des chances plus ou moins nombreuses et, pour ainsi dire, qu'une certitude de probabilité ; car la pluie, le vent, la grêle, l'orage, la gelée, les inondations et mille autres événements désastreux peuvent en quelques secondes détruire ses récoltes et ruiner ses plus chères espérance.

De même dans l'art militaire, le plus grand général, n'est jamais sûr de remporter la victoire, même avec les gros bataillons... et cependant la science et l'art militaire sont admirablement professés en France dans les écoles militaires de l'État.

Hommes injustes ne déversez donc plus le blâme, les reproches, et l'injure sur le médecin estimable dont les talents n'ont pas pu prévenir un évément fatal ! la prévoyance humaine est arrêtée par l'horizon des sciences, par les bornes de l'art, par celles de notre intelligence et, disons mieux, par la volonté du ciel !

L'état moral du peuple dans une épidémie est un sujet de la plus haute importance : il est à remarquer que, dans toute épidémie, ceux qui ont peur en sont presque toujours atteints les premiers. Dans notre siècle, nous pouvons le dire avec une légitime fierté, les médecins ont toujours sû, au milieu de la douleur et de l'accablement général, se montrer dignes de l'estime que leur ont déjà conquise leurs honorables fonctions. Leur courage et leurs secours relèvent l'espérance du peuple qui dans ces tristes jours n'a d'espoir qu'en leur art et dans les prières des dignes ministres de la religion. C'est ici le lieu de rendre justice au clergé tout entier, ainsi qu'aux nombreuses Sœurs de charité : ils ont toujours dans ces douloureuses époques rivalisé avec nous de zèle et d'abnégation.

Voyez le vide qui se fait autour du malheureux atteint d'un mal contagieux ; voyez les populations démoralisées déserter la province, la ville, les villages où l'on a prononcé les noms terribles de choléra, de Typhus, de peste. Toutefois, au foyer des épidémies, comme au chevet du lit des mourants, vous rencontrerez toujours le médecin, le prêtre et la Sœur de charité. Vigilants et bienfaisants, ils consolent, fortifient, et raniment chez le malade cette souche vivace de l'espérance qui a sa sève au cœur et n'attend souvent pour monter que l'électricité chaleureuse d'une douce parole.

Il faudrait, dans une calamité publique, que la charité, embrasant tous les citoyens qui peuvent être utiles à leurs semblables, leur fît immoler toutes les considérations, toutes les douleurs particulières, à l'intérêt de tous. Dans les épidémies comme sur le champ de bataille, l'on doit savoir se dévouer et affronter avec courage les attaques de la mort. Le dévouement jusqu'à la mort est le plus noble effort de la nature humaine, et les cœurs les plus corrompus sont forcés eux-mêmes d'admirer ces résignations sublimes et pour ainsi dire surhumaines.

Du reste, en y réfléchissant, la mort n'est terrible que pour les méchants; depuis que Dieu l'a aimée, elle plaît aussi à ceux qui ont l'espérance qu'elle est accompagnée d'une félicité éternelle. La foi est comme un astre qui répand de douces lueurs sur le crépuscule du jour qui finit, et sur l'aube du jour qui va naître.

Si la mort est à craindre, dit l'auteur de l'*Imitation* n'est-il peut-être pas plus dangereux de vivre longtemps?...

Ainsi donc l'homme doit toujours, mais surtout en temps d'épidémie, avoir le moral ferme, envisager la mort sans trouble, être prêt, s'il le faut, à la recevoir sans lâcheté. Qu'il remplisse avec conscience sa tâche de chaque jour, comme si le maître du champ devait l'appeler le soir pour acquiter le salaire; l'heure qui précède son sommeil sera douce, sereine, confiante, soit que l'aube prochaine devienne le réveil d'un nouveau jour, ou bien celui de l'éternité.

NEUVIÈME LEÇON.

DES PASSIONS. — PASSIONS AFFECTIVES : COLÈRE, HAINE, ENVIE ET JALOUSIE; AMBITION ET AVARICE; FRAYEUR, ORGUEIL, TRISTESSE ET JOIE. — INFLUENCE DE CES PASSIONS SUR LA SANTÉ.

Messieurs,

Tout, dans le monde moral comme dans le monde matériel, avait été disposé primordialement par le divin Créateur, dans le nombre, le poids et la mesure. Mais nous avons mis une main prodigieusement hardie sur cet ordre, et l'homme s'est élancé avec une aveugle impétuosité dans des abus, des excès qui ébranlent les ressorts de sa santé et le font dévier du but pour lequel il avait été créé. Un monde de *passions* s'agite dans son cœur, comme s'agite dans les entrailles de la terre cette mer de lave incandescente dont les flots, obéissant à des lois inconnues, vont, viennent, se heurtent, produisent des commotions souterraines, et, déchirant leur enveloppe, s'épanchent quelquefois au dehors. On pourrait encore dire des passions que par leur assemblage elles forment comme une sorte de pyramide dans laquelle les passions *instinctives* occuperaient la base, les passions *intellectuelles* le sommet, et les passions *affectives* en achèveraient enfin l'édification.

Nous vous avons fait connaître les passions du dernier ordre, ou *instinctives*, en vous décrivant les effets redoutables de l'intempérance, de l'ivrognerie, du tabac, etc. Nous avons dit également un mot des passions intellectuelles, lorsque, dans notre leçon sur le travail intellectuel, nous vous avons montré ces savants, ces hommes de génie, ces *Tantales de la pensée*, sacrifiant à la recherche de la vérité leur repos; leur santé, leur sommeil et toutes les joies permises. Jetons aujourd'hui un coup d'œil sur les passions affectives qui menacent la santé de ceux qui leur sont soumis.

De la colère. Chaque âge, comme vous le savez, Messieurs, a ses goûts et ses passions; la première enfance elle-même naturellement assez calme, n'en est point exempte. Il n'est pas douteux que la colère ne s'empare parfois et de bonne heure de ces petits êtres qui ne peuvent encore manifester leur fureur que par des cris aigus et un visage rouge et tout bouleversé.

La colère est ce trouble violent que nous ressentons lorsqu'on nous fait quelque mal, quand nous subissons quelque contrariété, ou qu'on nous adresse quelque injure. Unie à la haine, elle engendre le ressentiment et le désir de la vengeance. De toutes les passions elle est la plus terrible et la plus indomptable; aucune n'a été la cause de crimes aussi nombreux, aucune n'a fait répandre autant de sang. Elle produit dans la santé les troubles les plus désordonnés et quelquefois une mort subite, je ne saurais donc trop vous engager à vous prémunir contre les dangers de cette passion en vous habituant de bonne heure à la combattre, et à la soumettre au frein de la raison. L'histoire est remplie d'exemples des funestes effets de cette passion: j'en détache quelques-uns qui ont rapport à notre sujet, et je les livre à vos méditations. « Fallope a rapporté l'exemple d'une femme qui était prise d'un érysipèle au nez chaque fois qu'elle se mettait en colère. ». Il serait à souhaiter qu'il en fût toujours ainsi, et cela chez toutes les femmes qui sont les esclaves de cette passion. Comme elles tiennent en général beaucoup aux agréments extérieurs, il est plus que probable qu'avant de céder à cet entraînement, la crainte de voir rougir et gonfler un organe qu'on ne peut cacher aux regards leur donnerait à réfléchir longuement, et pendant ce temps la colère, qui est vive, prompte, soudaine, s'ennuierait d'attendre, et s'en irait.

Un accès de colère produit toutefois des accidents bien autrement terribles. « Un jeune savant, indigné de voir sa découverte contestée par un homme puissant dont le devoir eût été de l'encourager, fut pris subitement de la jaunisse. » Bricheteau raconte : « qu'un jeune officier reçoit publiquement un soufflet ; il veut sur-le-champ venger son injure, mais on le retient ; il devient à l'instant entièrement jaune sur toute la surface de son corps; pris bientôt après d'une fièvre ardente, il meurt dans les convulsions. » L'un des plus célèbres chirurgiens des temps modernes, John Hunter, à la suite d'un mouvement de colère qu'il voulait réprimer, poussa un profond soupir et tomba mort, le 16 octobre 1793.

De la haine, de l'envie et de la jalousie. L'amour de soi, ou égoïsme, est une passion qui commence également de bonne heure et pour ne finir souvent que très-tard.

L'égoïsme de tous les âges, ou l'idolâtrie de soi-même, développe dans certains cas la haine, l'envie, la jalousie et même la crainte. Dans la jalousie et dans la crainte, on tremble de perdre le bien qu'on a, et de le voir passer à un autre; dans l'envie, on s'afflige qu'un autre possède celui qu'on croit mériter; dans la haine enfin, on repousse ce qui paraît nuisible.

L'envie, dit Bacon, est une sorte de maladie contagieuse, la plus basse et la plus avilissante des passions : c'est pourquoi l'Écriture sainte en a fait l'attribut spécial du démon. On porte envie pour l'ordinaire aux personnes que l'on prétend égaler ou surpasser, et particulièrement à celles dont la carrière est semblable à la nôtre. L'empereur Adrien portait une envie mortelle aux peintres, aux sculpteurs et aux architectes dont la supériorité lui était importune. Alexandre lui-même était jaloux de Ptolémée, d'Antigone, de Lysimaque, de Parménion, en un mot de tous ses lieutenants. Raphaël et Michel-Ange, ces deux grands peintres d'un admirable génie, furent toujours séparés par une rivalité jalouse. On a prétendu que le Titien lui-même, craignant un rival dans son frère François Vecelli, s'efforça de le dégoûter de la peinture, et lui persuada de se livrer au commerce. Il n'est pas de réputation, de gloire, de fortune éclatante que la jalousie ait épargnées; il n'est pas de nation qui n'ait à se reprocher quelque crime d'ingratitude suscité par l'envie. A Athènes, la peine du bannissement n'était point infligée en punition de quelque forfaiture; c'était plutôt un moyen de diminuer une autorité trop grande, de rabaisser un mérite trop élevé et de contenter *doucement* et *gracieusement*, dit Plutarque, l'envie que le peuple portait aux citoyens dont la réputation et l'autorité lui faisaient ombrage. L'homme en proie au délire de la haine, de la jalousie, et de l'envie, est pâle, amaigri, ses yeux caves lancent des regards obliques de bête fauve; il est en proie à des maladies nerveuses variables, spécialement à des maladies mentales; parfois ce sont des maladies organiques, des dégénérescences des poumons, du foie, de l'estomac, du cœur, du cerveau qui minent sourdement les ressorts de sa vie inquiète et tourmentée.

De l'ambition et de *l'Avarice.* L'égoïsme jeune recherche surtout les satisfactions, les plaisirs des sens; vieux, il préfère les honneurs, l'argent, amour qui constitue *l'ambition* dans le premier cas, et dans le second cas *l'avarice.* Si l'on supputait le nombre des maladies qui ont pour point de départ l'ambition et l'avarice, on verrait s'étaler les cancers, les gastralgies, les maladies organiques du cœur, du foie, du cerveau, etc. Ensuite, si des maladies du corps nous passions à celles de l'esprit, nous verrions également que dans la production de la folie une grande part revient surtout à l'ambition. — « Donnez-moi dit l'auteur des *Nuits*, l'homme le plus robuste, et de la santé la plus florissante : l'ambition en fera bientôt une ombre pâle et décharnée. »

Les avares ont également une maigreur caractéristique, un visage jaune et ridé; et cette passion incompréhensible, cet amour pour une chose inanimée, altère quelquefois tellement les facultés de leur esprit qu'on voit mourir de faim et de privations certains de ces malheureux qu'on trouve ensuite après leur mort étendus sur des sacs d'or qu'ils étreignent d'une main crispée par l'agonie, et par la douleur de quitter un trésor qu'ils ont aimé plus que leur vie.

Malheureux, pourquoi te tuer à amasser pour les

autres ? dès que ce pouls si faible, qui ne bat si longtemps que par miracle, s'arrêtera, ces richesses entassées dont tu vis esclave, livrées alors au pillage, se disperseront de mille côtés : elles passeront dans des mains étrangères; dans celles de tes ennemis peut-être ; et leurs nouveaux maîtres insulteront à l'insensé qui se tourmenta pour les enrichir.

De l'avarice. L'avarice est une maladie de l'âme qu'on peut considérer comme une folie réelle; on ne saurait trop flétrir la passion bestiale et coupable de l'or, aussi bien que les moyens honteux que les avares emploient pour acquérir des richesses dont ils ne font ensuite aucun usage pour l'utilité commune de leur famille et de leurs concitoyens. La fortune est avantageuse à qui en sait faire un noble usage, et surtout le plus pur, le plus noble de tous, celui de pratiquer une généreuse charité. C'est un heureux privilége de pouvoir s'appliquer à consoler la douleur, à soulager les misères, à prodiguer les encouragements aux arts et aux gens de lettres : voilà ce que fait le désintéressement qui est la vertu de la richesse ; tandis que l'avarice étouffe tout sentiment généreux, conseille toutes les lâchetés et tous les crimes ; vend l'amitié, l'honneur, la patrie; arrête tout progrès et fait obstacle à la richesse publique. C'est une passion aveugle et perfide, dit Aristote, qui remplit le cœur de *désirs sans fin*.

Pour s'enrichir, Crassus, ce riche Romain qui possédait déjà une fortune de 7,700 talents (ce qui équivaut à 41,850,000 francs de notre monnaie), ne rougit pas de faire le commerce des esclaves et de profiter des proscriptions et des confiscations de Sylla. Son insatiable avidité lui fit entreprendre la guerre contre les Parthes, ne regardant comme vraiment riche que l'homme en état de lever une armée et de l'entretenir. En passant par la Judée, il pilla le trésor du temple de Jérusalem. Au moment où il dévorait en espérance les richesses des Parthes, son armée fut taillée en pièces par Suréna; vingt mille Romains restèrent sur le champ de bataille : son fils était au nombre des morts. Forcé, par la mutinerie de quelques soldats échappés au carnage, de se rendre à une conférence avec Suréna, et s'apercevant que l'intention des Parthes était de le prendre vivant, il se mit en défense et fut tué les armes à la main.

La renommée de l'affreuse passion de Crassus pour les richesses était si universellement répandue, qu'Orode roi des Parthes, à qui l'on apporta sa tête, lui fit couler de l'or fondu dans la bouche en prononçant ces mots : « *Rassasie-toi de ce métal dont ton cœur a été insatiable.* » On ne peut que mépriser l'âme stupide qui fait son Dieu de la poussière dont le temps et la nature forment l'or. « Ces hommes abrutis, dit Young, qui, dévorés de la soif du gain, travaillent toute leur vie comme des forçats pour s'enrichir, se traînent dans la bassesse, se dévouent au mépris et boivent la honte sans la sentir : ce troupeau d'esclaves que l'avarice charge d'un métal inutile, et chasse devant elle jusqu'au tombeau, sont de tous les fous les plus vils et les plus malheureux. Homme, quel est tout ton vrai trésor? l'or te dit : ce n'est pas moi. Mon éclat te trompe. Si j'enrichis la terre, je suis pauvre pour toi, ton trésor n'est point caché dans les mines de l'Inde ; cherche-le dans ton sein. Il est dans cette âme si riche, si sublime, raisonnable, immortelle, née dans les cieux et qui doit y rentrer. »

De la frayeur. Sous l'influence de la peur, de l'effroi, la santé peut subir aussi les plus graves altérations ; il n'est personne qui, selon les circonstances, ne subisse le joug de cette passion. On peut rester inébranlable en face du danger, alors surtout que le devoir commande ; mais comment ne pas passer par tous les degrés de la frayeur, alors qu'un danger menace les jours d'une personne sur laquelle reposent nos plus chères affections ? Dans un pareil moment le visage pâlit et devient même livide, la vue se voile, la salive se dessèche, la parole est tremblante, la peau se refroidit, le corps tremble, les cheveux se hérissent, le cœur bat avec violence, la vie s'éteint quelquefois instantanément. On observe souvent alors le mutisme, des paralysies, des hémorragies foudroyantes ; les cheveux blanchissent ou tombent en un instant, des attaques d'épilepsie ne sont également pas rares.

En 1821, le libraire Rouen fut condamné à mort pour sa participation au complot de Bedfort ; en entendant sa sentence, ses cheveux blanchirent subitement.

En visitant un cimetière, une jeune fille sentit sa robe retenue par un obstacle : aussitôt elle fut atteinte d'épilepsie.

Un commis voyageur à cheval, par un hiver très-rigoureux, s'écarta de sa route véritable, les traces en ayant été effacées par la neige ; il arrive à Lindau sur les bords du lac de Constance, au moment où il se croyait à plusieurs lieues de distance de cette ville. Il apprend alors que, sans s'en douter, il a traversé une grande partie du lac glacé et couvert de neige. Saisi de terreur en songeant au danger qu'il a couru, il est instantanément frappé de mort.

Le médecin Alibert était convaincu que les dartres de toute espèce sont souvent occasionnées par une vive frayeur ou de grands revers de fortune : Il rapporte l'exemple d'un domestique qui, en 1793, ayant vu son maître conduit à l'échafaud, fut soudainement frappé d'une éruption dartreuse qui ne disparut qu'après plusieurs années.

De l'orgueil. Il n'est pas de passion plus aveugle et aussi ridicule que l'orgueil. L'humilité vertueuse, qui nous porte à faire un retour sur notre faiblesse, à estimer les autres plus que nous-mêmes, est une qualité bien rare et qui attire les sympathies; tandis que l'orgueil, qui est l'exagération insensée de l'estime de soi, étouffe toutes les affections, parce que l'insupportable arrogant ne voit que soi et n'aime que soi.

L'orgueil existe dans toutes les classes de la société, les riches comme les pauvres les ignorants comme les savants, voient s'élever au milieu d'eux des individus que la morgue et l'insolence caractérisent uniformément. Ils se reconnaissent à leur geste hautain, à leur pose dédaigneuse, à leur sourire amer et sarcastique; ils ont une démarche compassée et guindée, une voix le plus souvent emphatique et théâtrale.

Cette passion est une des causes les plus fréquentes de la folie, et c'est une aliénation mentale très-commune que celle qui fait croire au fou qu'il est empereur, pape, prophète et même le Père Éternel.

Une chose remarquable, c'est que les orgueilleux ne se glorifient presque jamais du mérite réel qu'ils peuvent avoir, tandis qu'ils sont fiers de qualités dont la valeur est purement dans leur imagination, et par conséquent fictive.

« Je ne remarque en nous, dit Descartes, qu'une seule chose qui nous puisse donner juste raison de nous estimer, à savoir l'usage de notre libre arbitre, et l'empire que nous avons sur nos volontés ; car il n'y a que les seules actions qui dépendent de ce libre arbitre, pour lesquelles nous puissions avec raison être loués et blâmés, et il nous rend en quelque façon semblables à Dieu, en nous faisant maîtres de nous-mêmes, pourvu que nous ne perdions pas par lâcheté les biens qu'il nous donne. »

Quand un Étudiant allait voir Garengeot, celui-ci lui demandait : « m'avez vous lu ? avez vous étudié votre René Croissant de Garengeot ? « S'il lui répondait : « non, pas encore, — Vous ne savez donc rien ? lui disait-il. Allez, et que je ne vous revoie que quand vous me saurez par cœur. »

Si l'on pardonne à certains hommes d'une supériorité marquée, de ne point assez dissimuler l'opinion avantageuse qu'ils ont de leur propre mérite, combien ne les admire-t-on pas lorsqu'ils font preuve de sentiments contraires !

Assisté de quelques amis en pleurs, Bossuet touchait à sa dernière heure. L'un d'eux, faisant allusion aux ouvrages de ce grand homme, prononça le nom de gloire. « Qui parle ici de gloire ? dit le moribond en se ranimant ; demandez plutôt à Dieu pardon de mes péchés. »

De la tristesse. La tristesse resserre le cœur, l'appétit se perd, les digestions deviennent mauvaises, la respiration est rendue anxieuse, entrecoupée par des soupirs et des angoisses. Le mélancolique recherche la solitude qui ajoute un nouveau degré à la gravité du mal; peu à peu ses forces s'épuisent, il a un besoin insurmontable de repos, et il est anéanti par la privation de sommeil. Ses traits s'altèrent, son pouls devient misérable et irrégulier, des palpitations continuelles le tourmentent, et bientôt on le voit présenter les caractères des maladies les plus redoutables, l'anévrysme du cœur, la phthisie pulmonaire, la fièvre maligne, etc.

Il n'est pas rare de voir succomber à un chagrin accompagné de honte et de dépit les natures les plus vigoureuses et les caractères les plus fermes. A l'apogée de sa gloire, Lebrun, longtemps l'arbitre du goût, ayant perdu Colbert son bienfaiteur, et s'étant vu préférer Mignard par Louvois, succomba au chagrin que lui causa cette injuste disgrâce.

Fourcroy, après avoir réorganisé les écoles de droit et de médecine, avait espéré être placé à la tête de l'Université, lors de sa constitution définitive en 1809. Le regret de voir ses prévisions trompées l'affecta si vivement qu'il fut frappé d'apoplexie à l'âge de cinquante-quatre ans.

La tristesse est entretenue dans certains cas par *l'hypochondrie* qui est une préoccupation exagérée et malheureuse de sa santé. L'hypochondriaque est pusillanime, ombrageux, irritable, jaloux, d'humeur inégale, et il fatigue tout le monde, par le cruel besoin qu'il éprouve de toujours parler de ses souffrances. Il mange, dort, comme tout le monde; et comme autour de lui on ne s'inquiète point du danger de sa position, il s'attriste et s'irrite d'être traité de malade imaginaire, parce qu'en effet il souffre et même cruellement, et que sa vie n'est qu'un long martyre que lui procure son imagination malade.

Lorsque vous rencontrerez parmi vos amis une de ces personnes à esprit égaré, gardez-vous bien de taxer de ridicules et d'exagérées les craintes qui troublent sa raison. Il faut par une fermeté bienveillante gagner sa confiance, remonter son courage, dissiper avec adresse ses erreurs, et le sauver de lui-même.

C'est le propre des cœurs à nobles sentiments de compatir à toute souffrance, et celles de l'hypochondriaque sont dignes de toute notre pitié.

La *nostalgie*, qui est une tristesse produite par le regret d'être éloigné du pays natal, fait beaucoup de victimes parmi les voyageurs, les étudiants et surtout dans les rangs de l'armée. Ramazzini rapporte que, dans un camp où la nostalgie sévissait, sur cent soldats atteints, à peine si on pouvait en sauver un. On a remarqué que de deux malades atteints de ce même mal, celui à qui on donne son congé ressuscite pour ainsi dire en quelques heures de son agonie, tandis que celui à qui on refuse sa libération ne tarde pas à succomber.

Zimmermann a rapporté l'histoire curieuse d'un étudiant en médecine de l'Université de Goettingue, arrivé au dernier degré de nostalgie. Il se croyait atteint d'un anévrisme de l'aorte qui lui semblait devoir se rompre prochainement, tant les palpitations avaient d'intensité. Sa faiblesse l'obligeait à ne plus quitter la chambre. A peine eut-il obtenu la permission de retourner à la maison paternelle, que, oubliant ses craintes chimériques, il parcourt à pied la ville pour prendre congé de ses amis, se met en voyage comme un gai touriste et gravit avec aisance jusqu'aux sommets des cascades de Cassel, lui qui deux jours auparavant ne pouvait monter quelques marches sans craindre de suffoquer.

De la joie. — Sous l'influence de la joie, le cœur se dilate, toutes les fonctions ont un jeu normal et régulier, les maladies sont moins fréquentes et la vie plus longue. Cependant une joie excessive a ses dangers; elle peut provoquer une syncope mortelle et même une apoplexie foudroyante. En embrassant ses fils après la défaite de Thrasimène, une Romaine mourut de joie. La nièce de Leibnitz fut instantanément frappée de mort à la vue d'une cassette remplie d'or dont elle héritait. On cite encore parmi les personnes qui moururent de joie : Chilon, Sophocle, Diagoras de Rhodes, Léon X, etc.

Pour abriter l'homme contre les emportements et les excès de ses passions, où irons-nous maintenant chercher les freins modérateurs, les *remèdes de l'âme* en un mot?... Ainsi que nous vous le dirons dans la prochaine séance : même aux époques d'incrédulité, la religion demeure la plus énergique de toutes les forces morales.

DIXIÈME LEÇON.

DES DIVERS SYSTÈMES DE MORALE AU POINT DE VUE DE LA RÉSISTANCE A OPPOSER AUX PASSIONS : LE SENSUALISME. — LA SENTIMENTALITÉ. — L'ARISTOTÉLISME — LE RATIONALISME. — LE PLATONISME ET L'ÉCLECTISME. — DE LA MORALE CHRÉTIENNE.

MESSIEURS,

Si l'on en croit certains auteurs dont les opinions sont malheureusement appuyées sur de nombreux et tristes exemples, l'homme, depuis sa chute, est par nature méchant, égoïste, cruel, impudique, orgueilleux, ingrat, etc. Mais est-ce à-dire pour cela que l'homme doive se désespérer, s'abandonner fatalement au courant de ses passions, et n'avoir d'autres maîtres que ses désirs et ses volontés? C'est là la doctrine de ces penseurs aventureux, de ces *philosophes manqués*, qui veulent saper les fondements de toute croyance et de tout ordre social, et que l'on appelle par dérision : *les esprits forts*.

Les philosophes spiritualistes au contraire ont reconnu que la vie présente n'est semée de difficultés et d'épreuves que pour forcer notre activité à se déployer tout entière, que pour donner à notre volonté et à notre libre arbitre une énergie qu'ils n'auraient point sans cela. Mais aucun d'eux n'a écrit que ces difficultés sont quelquefois au-dessus des forces de l'individu. Tout le monde croit que l'existence actuelle est pleine de périls pour notre âme; mais tout le monde croit aussi que celle-ci en peut sortir à son honneur ; que la volonté vaincue une fois se relève bientôt avec l'expérience de sa faiblesse, avec des résolutions plus fermes, mais jamais désespérées. La lutte ne fait qu'accroître ses forces et lui donner des ressources pour triompher d'obstacles qui ne peuvent se multiplier indéfiniment. Quand l'homme cède à la passion, il sent fort bien qu'il pouvait n'y pas céder ; et s'il est aveuglé un moment par celle-ci, au point qu'il soit tenté de tout rejeter sur la violence de ses penchants, quand la passion est tombée, l'aveuglement cesse, il voit clairement que s'il a failli, c'est sa faute et non celle des circonstances, et il reprend la lutte, partagé entre la confusion de sa faiblesse et le ferme propos de résister plus énergiquement. Voilà ce qu'enseignent la plupart des moralistes, voilà ce que proclame l'expérience.

Nous avons vu, dans notre dernière conférence, que là où les passions demeurent, elles font payer chèrement leur séjour, selon l'expression de Madame de Lambert; que tout se flétrit, et devient sombre dans le cœur qui donne entrée aux vices. En vérité, il faudrait être aveugle ou insensé pour ne point aller, dès lors, à la recherche des moyens qui nous apprendront comment l'on peut résister aux entraînements honteux, et se procurer ainsi la santé du corps la joie et la quiétude de la conscience.

Suivant Descartes, il n'y a point d'âme si faible, qu'elle ne puisse, étant bien conduite, acquérir un pouvoir absolu sur ses passions. La direction des mœurs et des affections devrait donc être la préoccupation constante de toutes les mères de famille. L'esprit de l'enfant est invinciblement porté à l'imitation : les bons exemples, de chastes et vertueux enseignements, exercent dans le jeune âge un grand empire sur l'âme, et c'est dans l'éducation maternelle, que rien ne remplace, qu'on doit chercher le secret des vertus de la vie intime de la plupart de nos hommes célèbres. Personne n'ignore tout que ce saint Augustin, saint Louis, etc., durent à sainte Monique, à Blanche de Castille, leurs illustres mères.

Shakespeare dit avec infiniment de raison : «The boy is father to the man» : L'enfant est le père de l'homme; et s'il reçoit, comme la cire, l'empreinte du vice, ainsi que l'a dit Horace, on peut ajouter qu'il garde avec la même facilité celle de la vertu. Heureux donc les enfants dont une mère chrétienne a cultivé de bonne heure les mœurs !

S'il est moins difficile d'empêcher de se former un vice, une mauvaise inclination, des habitudes perverses, qu'il n'est aisé de les combattre quand ils ont pris chez nous leurs racines ; cependant quand le mal est déclaré, tout n'est pas perdu si l'on porte sans hésitation la cognée sur les branches pourries de l'arbre.

Mais où faut-il aller chercher des règles de conduite, et des forces pour nous aider à triompher de nos passions et à étouffer nos vices?... Quelle science nous apprendra l'art de bien vivre, et la pratique même de la vertu ?

L'éducation morale évangélique seule a résolu ce problème que toutes les philosophies humaines s'étaient de tous temps posé. Il n'appartient qu'à la religion chrétienne de parler aux masses, d'entraîner les populations entières, de briser toutes les résistances des passions et des erreurs, de s'emparer en souveraine des cœurs, même les plus pervers, de leur faire aimer les vertus qu'ils ont haïes, et détester les vices qu'ils ont adorés. C'est une proposition qu'il me sera facile de vous démontrer dans un instant; mais je veux, avant de l'aborder, vous donner un aperçu sommaire de la morale des sectes philosophiques qui ont eu le plus de vogue dans l'antiquité et de nos jours, et vous convaincre que même la plus parfaite de ces doctrines est défectueuse, et nous laisse souvent désarmés en face de nos passions.

1° *Morale du sensualisme ou Épicurisme.*

La morale la plus ancienne est celle connue sous le nom de *sensualisme* ou *épicurisme*, parce que le philosophe Épicure a réduit ce système en doctrine. Ces idées lui sont toutefois bien antérieures : elles sont aussi anciennes que le monde et datent du jour où l'homme, s'abandonnant à ses instincts grossiers, s'est laissé diriger par les entraînements du plaisir. Ce système, qu'on a cru rajeunir en changeant son nom, est encore très-vivace de nos jours, et tout ce qui est matérialiste répète encore une formule que n'a pas cependant inventé Épicure lui-même, puisque nous la trouvons dans un monument bien plus ancien que lui, le *Livre de la Sagesse.* Les paroles que l'écrivain sacré rapporte sont tout à fait celles des matérialistes actuels. Les voici : « Nous sommes nés comme à l'aventure ; après la mort nous serons comme si nous n'avions jamais été. La respiration est dans nos narines comme une fumée, et l'âme comme une étincelle de feu qui remue nos cœurs. Lorsqu'elle sera éteinte, et que notre corps sera cendre, l'esprit se dissipera comme un air subtil, notre vie disparaîtra comme une nuée qui passe; elle s'évanouira comme un brouillard. Que notre nom soit oublié, et que personne ne garde le souvenir de nos œuvres: car le temps de notre vie n'est qu'une ombre qui passe, et après la vie, il n'y a plus de retour. »

Il est vraiment incroyable que des philosophes puissent pousser l'absurde jusque-là, et qu'en face de l'ordre et de l'harmonie qui règnent dans le monde, devant ce gouvernement magnifique qui brille surtout par la régularité constante des choses, on puisse en appeler au hasard, à l'aventure, au fortuit, au néant : mots qui, après tout, ne signifient que notre ignorance.

Voilà la doctrine. Voici maintenant la pratique ou la morale du système : « Venez donc, et jouissons des biens présents, hâtons-nous d'user des créatures pendant que nous sommes jeunes; enivrons-nous des vins les plus exquis, parfumons-nous d'huile de senteur, ne laissons point passer les fleurs de la jeunesse; couronnons-nous de roses avant qu'elles se flétrissent. »

Voici ensuite les devoirs envers les autres : « Opprimons le juste dans sa pauvreté; n'épargnons point la veuve; n'épargnons point les cheveux blancs, et que notre force soit la loi de justice, car ce qui est faible n'est bon à rien. Faisons tomber le juste dans des piéges, parce qu'il nous est incommode, parce qu'il est contraire à notre manière de vivre, parce qu'il nous reproche les violements de la loi, parce qu'il met nécessairement en évidence les fautes de notre conduite. »

La morale épicurienne consiste donc à faire absolument ce que l'animal fait ; le disciple cherche en conséquence à satisfaire ses besoins avec le moins de peine possible, et le plus de jouissances qu'il pourra. Ne trouvez-vous pas que ce n'est pas tout à fait sans qu'ils l'eussent mérité, qu'Horace adressait aux adeptes de cette école la fameuse épithète de pourceaux d'Épicure.

Il y en a beaucoup, de par le monde, des Épicuriens de cette espèce qui ont pour maxime de ne se troubler de rien , laissant passer ce qui les gêne , s'attachant à ce qui leur est agréable , et n'ayant d'autres soucis que leurs plaisirs et leur repos. Mais il n'est pas toujours facile de s'amuser : il faut de l'argent , de la santé , de la jeunesse ; à ce jeu-là fortune et santé s'en vont vite ; avec cette morale qui met la bride sur le cou aux passions, on arrive bientôt de jouissances en jouissances à la maladie et à la mort. L'affaissement de l'existence , la dégénération physique et morale , la dégradation de l'esprit et du cœur, voilà donc la fin déplorable de cette morale qui est si séduisante , et commence si agréablement.

2° *Morale du sentiment.*

La morale du sentiment est fondée sur les affections, la sympathie, les attachements profonds : c'est la morale que nos romanciers modernes développent dans cette littérature malsaine qui donne pour principe et règle de toutes nos actions l'amour des hommes substitué à l'amour de Dieu. L'amour de l'humanité est certainement préférable au sensualisme ; mais malheureusement cette doctrine se résout presque toujours, de la part de ses adeptes, en phrases vides et sonores. Ils ne la mettent en pratique que pour favoriser certains attachements que la loi de Dieu réprouve. Tous ces sentiments sont bons assurément ; mais il ne faut pas qu'ils soient seulement *naturels*, mais encore *légitimes*. Cette morale n'admet point cette différence entre l'amour *légitime* et l'amour *naturel*, et elle renverse ainsi complétement la barrière inflexible du devoir qui est substitué, en définitive, à la *sensibilité* bien inconstante de l'esprit et du cœur de l'homme. En effet, ce qu'on aime un jour, on peut le haïr le lendemain ; le sentiment est très-instable, dépend du tempérament, du froid, du chaud, de la digestion et du jeûne, etc. ; et ce quelque chose de très-vague peut donc suivant l'heure faire aujourd'hui un héros, demain un misérable. Qu'on admette que le sentiment est la source de belles choses, c'est incontestable ; mais vouloir fonder, ainsi qu'on le fait dans les romans du jour, la morale sur une pareille base, ce n'est vraiment pas sérieux, et il est facile de faire justice d'une pareille prétention.

La nature toute seule ne fait que des vertus naturelles, où l'instinct et le tempérament ont la plus grande part. Le sentiment, à cause du plaisir qui y est attaché, de la jouissance qu'il procure, de la douce émotion qu'il fait éprouver, peut être un motif de vouloir le bien : car instinctivement nous cherchons tout ce qui flatte tant la sensibilité. Mais toutes les fois que le *sentiment* se trouve en opposition avec le *devoir*, il devient un ennemi terrible de la vertu, et cette morale favorise alors les passions de l'homme au lieu de lui être de quelque secours pour les dompter.

3° *Morale de l'intérêt.*

La morale de l'intérêt, qui est celle d'Aristote et de beaucoup d'hommes de nos jours (qui se trouvent ainsi compter parmi les philosophes péripatéticiens, à la manière de M. Jourdain qui faisait de la prose sans le savoir), consiste à calculer dans toutes les circonstances de la vie si l'action qu'on va faire doit vous rapporter ou vous nuire ; la faire dans le premier cas et s'abstenir dans le second pour l'appeler par son nom bien connu : c'est la doctrine du *juste milieu.* Nous trouvons, dans ce système, de la prudence, de la tactique, de la politique ; mais nous n'y trouvons pas une doctrine morale. L'intérêt est une affaire de jouissance et de calcul, et dans la morale, il ne s'agit pas de ce qui est le plus avantageux, le plus utile, le plus profitable : il s'agit du devoir, de ce qui est juste, de ce qui est bien. Par exemple, on propose aux Athéniens de brûler la flotte des Lacédémoniens qui est dans leur port, sous la garantie des traités. C'est d'un seul coup anéantir la rivale d'Athènes. Le peuple hésite, et l'intérêt peut-être va l'emporter sur la bonne foi et sur l'honneur. Thémistocle se lève et dit que cette mesure peut être utile à Athènes, mais qu'elle la déshonorera aux yeux des nations, parce qu'elle est contraire à l'équité. Alors tout le peuple, revenu de la séduction de l'intérêt aux dictées de la conscience, applaudit, et la flotte de Lacédémone est respectée. Le peuple a-t-il agi dans son intérêt ? non : car son intérêt manifeste, c'était de brûler la flotte de son ennemie. Qu'est-ce qu'on lui a donc fait sentir et comprendre ? la justice, l'obligation du droit et le véritable honneur qui consiste à l'accomplir.

Si l'intérêt était la loi morale, il s'ensuivrait que le droit et le fait seraient toujours identiques, et que le succès légitimerait tout. Donc cette doctrine pèche par sa base; c'est une théorie d'utilité, *d'utilitarisme*, comme on dit dans le langage barbare du jour; ce n'est pas un système moral.

Il n'est certes pas défendu de songer à ses intérêts bien entendus, on le doit même, mais on ne peut baser sur le calcul le caractère de la moralité, et souvent du reste l'intérêt est bien peu consulté lorsqu'on est aux prises avec les passions. Ne voit-on pas constamment les hommes les plus intéressés se laisser entraîner aux vices qui ruinent l'âme et le corps, lorsqu'ils n'ont que cette barrière pour les retenir sur la pente des excès? Sous le charme de la séduction, du feu des sens, de l'imagination, il n'est pas facile de calculer froidement le pour et le contre et de se décider pour le parti le plus utile en fin de compte. Ainsi donc cette morale est vaine, outre que le motif en est abject; et elle est si peu capable de donner la force de faire taire les passions qu'on cite comme des personnes exceptionnelles un très-petit nombre d'hommes froids qui peuvent se gouverner ainsi.

4° *Morale du rationalisme.*

Le rationalisme, le stoïcisme, le kantisme sont au fond la même chose, c'est la souveraineté de la raison humaine déifiée. « Cela est bien, que la raison approuve, dit Kant ; cela est mal, que la raison condamne. » Avec ce système enfanté par l'orgueil, l'homme croit n'avoir pas besoin, pour se diriger dans le dédale de la vie, de lumières supérieures; sa raison lui suffit, il n'obéit qu'à lui seul, il se met à la place de Dieu. C'est l'orgueil de la vie, dont parle l'apôtre saint Jean, ou l'apothéose de la raison par elle-même. Je ne dis pas qu'il ne soit raisonnable de suivre sa raison, elle nous a été donnée pour cela; mais je dis qu'elle ne suffit pas toujours; j'ajoute qu'en certains cas elle est singulièrement indécise, et je constate qu'en un grand nombre de circonstances difficiles, la plupart des hommes, laissés à leur seule raison, ne savent que faire. Me voici, par exemple, dans un moment de tentation, entre mon devoir et ma passion, entre une obligation austère et un plaisir attrayant : que dois-je faire? quel parti prendre? suivre ma raison? mais la morale du philosophe rationaliste est très-élastique, quand une passion le domine; il trouve pour la satisfaire une raison à tout, même aux choses les plus déraisonnables. Son seul motif de vouloir le bien réside dans l'orgueil, dans le désir de l'indépendance, et il y a beaucoup d'occasions où il préférera contenter son plaisir que son orgueil.

Certainement le stoïcisme a de la grandeur, il tend à sacrifier à l'âme, à la raison, le corps et les passions grossières. Mais, pour arriver à dompter ses passions, à résister à ses penchants, il faut plus que le secours de la dignité personnelle, car si on n'a pas d'autre motif, d'autre force pour faire le bien, du moment qu'on pourra n'être pas vu, se cacher aux yeux des autres, on ne trouvera pas grand mal à laisser de côté, pour quelques instants, une dignité parfois ennuyeuse, une raison quelquefois obscure, afin de s'adonner un moment aux passions qui nous obsèdent.

Mais nous avons la conscience, direz-vous. Je l'avoue, la conscience est souvent très-utile et toujours respectable ; mais vous n'en êtes pas à ignorer qu'il y a des consciences de toutes sortes, de toutes les couleurs, et que le remords s'émousse, et diminue en raison même du mal que l'on commet. Combien de jeunes gens dont la conscience est étouffée au milieu des désordres ! Elle a protesté d'abord ; elle a fait effort pour les arrêter dans les premiers écarts ; mais, peu à peu, sa voix s'est affaiblie, sa lumière a pâli; la voilà maintenant muette, si elle n'est de connivence avec le mal. Abandonner chacun à sa raison et à sa conscience dans la sphère de la moralité, c'est comme si vous laissiez les membres d'une société sans lois et sans tribunaux. Il faut donc à la morale un code, une série de commandements qui ne varient pas au gré des passions, qui s'imposent à tous, et atteignent l'homme dans tous ses états, dans toutes ses conditions. Mais s'en remettre à sa raison toute seule pour constituer la morale, ce serait chercher et vouloir sa ruine.

5° *Morale platonicienne.*

La morale platonicienne est bien supérieure à celles de l'épicurisme, du péripatétisme, du stoïcisme, que nous avons examinées jusqu'ici. La morale de Platon se rapproche tellement de la morale chrétienne que saint Clément d'Alexandrie, qui était un grand admirateur de ce philosophe, le regarde comme une espèce d'apôtre anticipé, comme une sorte de précurseur du christianisme pour les païens. Le Platonisme place la vertu au-dessus de tout : rien ne doit prévaloir, selon cette doctrine, contre la justice, ni l'intérêt, ni les instincts, ni les passions, ni les lois humaines, ni la force du peuple, ni les tyrans, ni la puissance quelle qu'elle soit. Quoi qu'il arrive, tout doit être immolé à ce qui est juste ; on ne doit jamais commettre l'iniquité, et toujours se dévouer à la justice. De là cette conclusion de Platon : commettre l'injustice est le plus grand des malheurs, il vaut mieux souffrir une injustice que de la commettre : car si tu souffres une injustice, et que tu souffres dignement, tu gardes le bien véritable qui est la justice. Mais si tu commets l'injustice, tu admets en toi le mal, et plus tu t'y attacheras, plus tu auras à souffrir pour en être délivré : or, pour en être délivré, il faut l'expier, et l'on n'expie que par le châtiment de Dieu ou le châtiment des hommes, par la douleur. Pour faire le bien (outre l'énergie de la volonté, les lumières de la raison et de l'intelligence, seules *reconnues* par Aristote, le chef de l'école qui a l'intérêt pour base de la morale, et par Zénon qui est à la tête du stoïcisme) Platon reconnaît, de plus que ceux-ci, l'assistance du secours divin que l'on peut obtenir par la prière. Aussi engage-t-il à s'adresser aux dieux pour en recevoir la force de vaincre ses passions. Toutefois la doctrine platonicienne pèche par un côté (quoique la plus parfaite des morales humaines) : elle ne connaissait pas la foi, ni la charité, ni la grâce qui sont les vertus chrétiennes par excellence. L'école de Platon ne savait pas que la volonté humaine, si faible par elle-même, peut, par ces vertus divines, être fortifiée de toute la force de Dieu même.

Le platonisme, qui met la perfection morale dans le désintéressement et le sacrifice, est, comme vous le voyez, Messieurs, bien au-dessus des autres philosophies fondées sur le sensualisme, l'intérêt et la raison pure. Il serait donc à désirer que tous ceux qui ont le malheur de ne pas avoir une foi entière en l'Evangile pratiquassent les belles idées de Platon, qui enseigne : la discipline de la purification, de l'expiation, l'horreur de l'impureté, de l'injustice et du mal, l'amour de ce qui est beau et bien, et l'enthousiasme de la vertu qui en résulte, car après avoir été pendant quelque temps des platoniciens sincères ils ne tarderaient pas à devenir des chrétiens convertis.

6° *Morale de l'éclectisme philosophique.*

Le philosophe éclectique est celui qui veut fonder un système de philosophie en prenant tout ce qu'il y a de bon dans les doctrines que nous venons d'examiner, et en laissant de côté tout ce qu'il y a de mauvais : c'est là une chose plus facile à dire qu'à pratiquer. Comment reconnaître ce bon et ce vrai ? Qui m'assure qu'au lieu de choisir dans une théorie ce qu'elle a de vrai, je n'irai pas extraire ce qu'elle a de faux ? Puisque les intelligences supérieures sont en contradiction sur ce choix à faire, quel est l'éclectique qui aura le droit d'imposer sa pensée ? On lui répondrait avec juste raison : Vous êtes un philosophe, vous philosophez avec votre raison (*car c'est la gloire de la philosophie*); mais votre raison vaut-elle mieux que la nôtre ? N'êtes-vous pas un homme comme nous ? Votre raison est-elle au-dessus de la raison humaine ? Ah ! il n'y a qu'un cas où elle peut être au-dessus : c'est lorsque la raison divine s'en empare et se manifeste par elle. Alors je comprends que l'on se courbe devant l'homme, le héraut de la parole divine qui vient dire : Je vous apporte la vérité, mais ce n'est pas ma parole, ce n'est pas ma doctrine; ce que je vous enseigne, c'est Dieu lui-même qui me l'a révélé, et la preuve, c'est que je manifeste la puissance de Dieu sur la terre. Je guéris d'un mot les malades, je ressuscite les morts; je fais des miracles, ou plutôt Dieu en opère par moi. Alors je m'incline et je dis : Vous êtes plus qu'un homme, Dieu est avec vous, il est juste que je croie à votre parole.

Il est impossible, Messieurs, de faire de l'éclectisme autrement, et c'est avec le christianisme seul qu'on peut fonder un pareil système. Le chrétien possède une vérité, une doctrine véritable, divine, dont il possède la certitude. Cette doctrine étant posée, rien n'empêche dès lors de prendre dans les autres ce qui cadre avec elle, la développe et l'explique. Mais un philosophe qui ne serait pas chrétien, serait-il le plus grand génie de la terre, n'est jamais qu'un homme ; et s'il parle en son propre nom, on ne s'agenouillera jamais devant sa philosophie éclectique sur sa simple parole, et livré aux seules ressources de la raison; avec le sensualisme d'Epicure, la prudence d'Aristote, le stoïcisme de Zénon et la doctrine de Platon, il ne composera jamais une morale qui puisse être acceptée : car les principes de ces philosophies se repoussent, et celui qui voudrait les combiner tomberait à chaque instant dans l'absurde, ou finirait par devenir fou.

7° *Morale chrétienne.*

Nous voici arrivés à la morale chrétienne par laquelle ce cours doit finir.

Vous avez vu, Messieurs, que dans toutes les morales qui nasisent des doctrines humain es, que nous venons de passer ensemble en revue, le motif, la force pour pratiquer la vertu et dompter ses passions reposaient sur le sentiment, la conscience, la raison, la dignité, et l'excellence de la vertu, motifs assurément très-puissants dans certains caś pour nous déterminer au bien, mais subordonnés à tant de chances aléatoires, à tant d'instabilité, qu'on ne pouvait y compter, à un moment donné, pour dompter des passions que l'homme se faisant *lui-même* sa religion doit toujours excuser.

La morale évangélique, que vous enseignent vos maîtres dans leurs leçons et surtout par leurs exemples, ne ressemble en rien aux doctrines de ces écoles; il ne s'agit plus ici des lois édictées par des hommes, des décrets de philosophes, des idées instables et variant selon l'individu, et dans le même individu, selon sa disposition d'esprit ou de corps. La morale chrétienne apprend clairement à tous les hommes de bonne volonté ce qui est vraiment utile pour notre salut en ce monde et dans l'autre, elle le dit avec un langage qui ne varie jamais, et que chacun peut comprendre. Savante avec les savants, simple avec les ignorants, petite avec les petits enfants, elle nous fait connaître les commandements de Dieu, cette loi de morale qui s'applique à tous, qui est nette, précise, et ne varie jamais. Elle dit à l'homme : Tu n'adoreras qu'un seul Dieu : tu ne jureras pas son nom en vain ; tu honoreras ton père et ta mère ; tu ne convoiteras pas le bien de ton prochain. Il n'est plus question, comme dans les philosophies humaines, des spéculations psychologiques où les trois quarts du genre humain n'y comprennent rien ; mais nous trouvons en termes simples et précis l'indication de ce que nous devons faire, lorsque nous sommes assaillis par les passions, et que notre raison et notre entendement se troublent. Dans ses mélanges philosophiques, Jouffroy, un écrivain d'un rare talent, et dont le témoignage ne saurait être suspect en cette matière, puisqu'il était un des chefs de l'école de l'incrédulité, disait : « Il y a un petit livre qu'on fait apprendre aux enfants, et sur lequel on les interroge à l'église ; lisez ce petit livre qui est le catéchisme : vous y trouverez une solution de toutes les questions posées par la philosophie, de toutes, sans exception. » Ainsi instruits, libre à nous de choisir, entre la vertu et le vice, la vie et la mort ; mais nous sommes avertis que nous recueillerons le fruit de ce que nous aurons semé, car Dieu est aussi juste que puissant et bon. Prenez donc garde, nous dit la morale chrétienne, à ce que vous allez faire : Dieu *voit tout*, on ne le trompe point, et vous avez tout à craindre si vous violez sa loi. Si au contraire vous l'accomplissez, malgré toutes les convoitises de vos passions, alors vous aurez part dans son amour, et par son amour à la félicité sans bornes de l'éternel amour.

Ainsi le motif de la morale chrétienne n'est plus un motif de sentiment, de prudence, de calcul, de dignité humaine, et autres degrés de moralité que nous avons vus souvent disparaître et être annihilés par les passions. Ici pour vouloir le bien et fuir le mal, nous avons à considérer d'autres motifs bien plus élevés et bien autrement puissants dans la pratique de la morale. D'abord la crainte de Dieu qui a posé la loi et qui punira ceux qui la transgressent.

En second lieu, l'espérance en la justice, en la bonté de Dieu, qui récompensera ceux qui observeront fidèlement sa loi.

Enfin l'amour de Dieu qui porte à le préférer à tout, à faire tout ce qu'il veut, non plus par crainte, mais pour lui être agréable, ce qui est la perfection de l'amour de Dieu.

Il demeure donc constant que la morale chrétienne, qui se met à la portée de tous les hommes pour les instruire et les diriger dans la voie du bien, est la plus populaire et la plus excellente de toutes les morales. Elle nous apprend à connaître le juste et l'injuste, le bien et le mal, ce que chacun doit faire ou éviter, le devoir en un mot, par un enseignement clair, et qui s'applique à toutes les situations de la vie.

C'est déjà beaucoup, mais ce n'est point encore tout, et c'est ici que paraît surtout l'origine divine de la morale chrétienne. Toute persuadée qu'elle est, la volonté peut ne pas avoir la force nécessaire de mettre en pratique des préceptes qu'elle reconnaît admirables, qu'elle estime et qu'elle aime. La morale chrétienne seule dispose du secret de communiquer cette force. Qui peut donner cette force à l'homme? quelle volonté peut se mêler, s'infuser à une autre volonté, de manière à l'échauffer de sa chaleur, à la fortifier de son énergie, à la vivifier de sa vie? Dieu seul qui est dans les âmes, et qui peut leur communiquer par le secours mystérieux de la *grâce* une assistance surnaturelle qui les rende capables de produire des actes au-dessus des forces humaines.

Ainsi s'expliquent l'élévation, la pureté, et la puissance de la vertu chrétienne, qui est tout entière dans l'abnégation et dans le sacrifice, car le *moi*, qui depuis le péché d'origine naturellement s'aime par-dessus tout, ne peut renoncer à lui-même et au monde, qu'il aime pour lui, que par une force plus grande, qui le mette au-dessus du monde et de lui-même. Le chrétien seul, en effet, acquiert par la connaissance des principes universels et immuables de la morale évangélique, et par le don divin de la grâce, ce bon sens supérieur, qu'on peut appeler le *sens chrétien,* et qui (de l'aveu même d'un trop célèbre sceptique) est la mesure la plus parfaite, et qui donne le tact le plus sûr pour nous diriger dans chaque situation de notre existence. « Dans les affaires du monde (dit M. Sainte-Beuve, le maître en littérature et en grande critique contemporaines), les plus réputés honnêtes gens peuvent se laisser aller à des actes, à des altérations qui ne sont pas, tant s'en faut, la justice même. Montaigne, La Rochefoucauld, Molière et La Bruyère ne s'en étonneraient pas, et volontiers sans doute ils diraient en haussant les épaules et en souriant d'ironie amère : L'espèce est ainsi ! La seule garantie entière à ne prendre même les choses que par le côté humain, la seule absolue sauvegarde de l'équité constante, réside dans une pensée perpétuellement et rigoureusement chrétienne. » (Port-Royal, t. 1er.)

La morale chrétienne fait donc pour ses disciples ce que les autres morales ne peuvent faire : non-seulement elle leur apprend tout ce qu'ils doivent éviter et tout ce qu'ils doivent faire pour parvenir à leur destination, mais encore elle leur donne la force pour arriver à cette perfection. Ce n'est donc que dans la religion, ainsi que nous vous l'annoncions au commencement de cette séance (et vous en êtes convaincus maintenant vous-mêmes), que l'hygiène peut trouver les moyens de vaincre les passions, ces *causes* puissantes de maladie qui minent sourdement, quand elles ne les brisent pas d'un coup violent les ressorts cachés de la vie.

Notre tâche est finie, Messieurs; nous avons fait ce que nous désirions faire, exciter en vous le désir de mieux connaître; et d'étudier plus à fond l'hygiène du corps et de l'âme. Je ne sais si j'y ai réussi, mais ce que je sais c'est que cet enseignement a été pour moi la source de grandes jouissances, et m'a procuré comme une vie nouvelle.

Votre attention bienveillante, votre réaction si sympathique à mes paroles, m'inspirent la confiance que vous poursuivrez le chemin que je me suis efforcé de vous frayer cette année, et que je n'aurai pas été tout à fait inutile à cette grande cause de la vulgarisation de l'hygiène à laquelle, pour la seconde fois, je vous convie.

POITIERS. — TYP. DE HENRI OUDIN.

OUVRAGE DU MÊME AUTEUR.

Hygiène de l'enfant depuis le moment de sa conception jusqu'à l'époque du sevrage.

Guide indispensable aux mères.

CHEZ TAILLARD-JAUNET, ÉDITEUR,

A GUINCOURT (Ardennes).

www.ingramcontent.com/pod-product-compliance
Ingram Content Group UK Ltd.
Pitfield, Milton Keynes, MK11 3LW, UK
UKHW021046200726
13857UKWH00003B/851